Christine Buchwald-Malos

La Naturopathie et L'Hygiènisme Médecine de demain

Christine Buchwald-Malos

La Naturopathie et L'Hygiènisme Médecine de demain

Comment préserver sa santé

Éditions Vie

Impressum / Mentions légales

Bibliografische Information der Deutschen Nationalbibliothek: Die Deutsche Nationalbibliothek verzeichnet diese Publikation in der Deutschen Nationalbibliografie; detaillierte bibliografische Daten sind im Internet über http://dnb.d-nb.de abrufbar.

Alle in diesem Buch genannten Marken und Produktnamen unterliegen warenzeichen-, marken- oder patentrechtlichem Schutz bzw. sind Warenzeichen oder eingetragene Warenzeichen der jeweiligen Inhaber. Die Wiedergabe von Marken, Produktnamen, Gebrauchsnamen, Handelsnamen, Warenbezeichnungen u.s.w. in diesem Werk berechtigt auch ohne besondere Kennzeichnung nicht zu der Annahme, dass solche Namen im Sinne der Warenzeichen- und Markenschutzgesetzgebung als frei zu betrachten wären und daher von jedermann benutzt werden dürften.

Information bibliographique publiée par la Deutsche Nationalbibliothek: La Deutsche Nationalbibliothek inscrit cette publication à la Deutsche Nationalbibliografie; des données bibliographiques détaillées sont disponibles sur internet à l'adresse http://dnb.d-nb.de.

Toutes marques et noms de produits mentionnés dans ce livre demeurent sous la protection des marques, des marques déposées et des brevets, et sont des marques ou des marques déposées de leurs détenteurs respectifs. L'utilisation des marques, noms de produits, noms communs, noms commerciaux, descriptions de produits, etc, même sans qu'ils soient mentionnés de façon particulière dans ce livre ne signifie en aucune façon que ces noms peuvent être utilisés sans restriction à l'égard de la législation pour la protection des marques et des marques déposées et pourraient donc être utilisés par quiconque.

Coverbild / Photo de couverture: www.ingimage.com

Verlag / Editeur:
Éditions universitaires européennes
ist ein Imprint der / est une marque déposée de
OmniScriptum GmbH & Co. KG
Heinrich-Böcking-Str. 6-8, 66121 Saarbrücken, Deutschland / Allemagne
Email: info@editions-ue.com

Herstellung: siehe letzte Seite /
Impression: voir la dernière page
ISBN: 978-3-639-47211-0

Copyright / Droit d'auteur © 2013 OmniScriptum GmbH & Co. KG
Alle Rechte vorbehalten. / Tous droits réservés. Saarbrücken 2013

LA NATUROPATHIE et L'HYGIENISME : MEDECINES DE DEMAIN

Comment préserver sa santé

Christine BUCHWALD-MALOS

Naturopathe-Hygièniste

Table des Matières :

LA NATUROPATHIE et LE NATUROPATHE 7
L'HYGIENISME ET L'HYGIENISTE : 12
LA TOXEMIE – LA MALADIE AIGUE OU CHRONIQUE 17
LA PREVENTION DE LA MALADIE 24
LA DETOXINATION ou DETOXICATION 50
LES INTESTINS 94
L'ALIMENTATION ET LES COMPATIBILITES ALIMENTAIRES 119
LE SOMMEIL : repos vital pour une bonne santé 136
QUELQUES TECHNIQUES DE RELAXATION 153
QUELQUES REMEDES NATUROPATHIQUES : 163
CONCLUSION : La vie hygiéniste 168

« Si quelqu'un désire recouvrer la santé il faut tout d'abord lui demander s'il est prêt à éliminer les causes de sa maladie. C'est alors seulement qu'il est possible de l'aider. » Hippocrate

CHAPITRE I :
LA NATUROPATHIE et LE NATUROPATHE

Du latin «natura : nature, essence» et pathos en grec «maladie» soit étymologiquement « maladie et nature». On pourrait également nommer cette médecine « La naturothérapie » : traitement par des moyens naturels, en étudiant également toutes les nuisances et leur impact sur la santé.

Les origines de la Naturopathie viennent de la tradition médicale de la Grèce Antique. Ses principes ont été développée aux États Unis depuis près d'un siècle et demi pour s'établir en Europe depuis un siècle et devenir à ce jour une médecine occidentale en pleine expansion.

La Naturopathie est une médecine globale reconnue par l'Organisation Mondiale de la Santé (O.M.S) elle fait appel à un ensemble de disciplines naturelles et scientifiques dites médecines douces visant à maintenir la santé et/ ou à rééquilibrer les fonctions vitales de l'organisme par:
- L'alimentation
- la nutrithérapie
- la vitaminothérapie
- la phytothérapie et -l'aromathérapie
- la réflexologie
- l'oligothérapie
- la balnéothérapie
- l' exercice physique
- les techniques de relaxation
- l'hygiène de vie

La Naturopathie étudie également les moyens à mettre en œuvre pour compenser les altérations de notre milieu biologique naturel. Elle a une double fonction « éducative » en enseignant le véritable art de vivre , c'est-à-dire ce qu'il faut faire pour rester en bonne santé , et aussi « curative » car elle conseille la manière d'employer les ressources naturelles (l'eau, l'air, la lumière , les produits de la terre, les plantes...) pour soigner les maux de l'humanité.

La profession de Naturopathe est référencée par l'O.M.S. (Organisation Mondiale de la Santé / Conférence d'Alma Ata de 1978) et officiellement enregistrée depuis 1968 au Bureau International du travail (B.I.T.) de Genève.

Le **naturopathe** ne fait pas de diagnostic de pathologie ceci étant réservé à la médecine allopathique mais il recherche les causes d'un déséquilibre général dont les symptômes ne sont que la phase visible.

Il vous aidera à retrouver votre **CAPACITE VITALE** pour lutter contre les troubles fonctionnels dus à :
- des virus
- des pathologies induites par le stress
- des maladies chroniques
- la ménopause ou à l'andropause
- une fatigue générale
- des troubles du sommeil,
- des troubles digestifs.

CAPACITE VITALE OU PRINCIPE VITAL :

Nous cherchons tous à préserver notre santé c'est à dire un état d'harmonie de notre psychique, de notre physique et de nos capacités fonctionnelles. **Le principe vital ou capacité vitale** est une force immatérielle qui est à la base de tout ce qui vit (végétaux, animaux, et humains). C'est l'énergie qui circule dans les 12 méridiens de l'acupuncture chinoise.

Le principe vital assure le maintien de l'équilibre de nos constantes biologiques : pH du sang, nombre de globules rouges et blancs, notre système de digestion, de respiration ... C'est grâce au principe vital qu'une plaie se cicatrise, qu'un os fracturé se ressoude, qu'un simple rhume disparaît,...

La maladie et la médecine :

La maladie est une altération dans la structure ou dans les fonctions de nos organes , elle est le résultat d'une désorganisation du bon fonctionnement de notre organisme.
Un malade est un être qui a perdu le pouvoir de conserver sa capacité vitale.

La médecine qu'elle soit allopathique ou naturelle fait appelle à différents moyens dont le but est de restaurer ce principe vital afin de prévenir, guérir ou soulager une personne des maladies, des dysfonctionnements ou infirmités qui entravent son épanouissement physique ou psychique.

Lorsque vous avez fait le choix de consulter un naturopathe soit vous êtes dans une démarche de préserver votre santé ou bien vous voulez compléter votre traitement médical par des soins ou des techniques naturelles.

Le naturopathe vous conseillera un **Programme de Soins Personnalisés** comportant selon votre cas : une détoxication, une revitalisation, un rééquilibrage alimentaire, une nutrithérapie, des conseils en phyto-aromathérapie ou en oligothérapie et des conseils en hygiène de vie.

Ce Programme vous permettra de préserver ou de retrouver votre CAPACITE VITALE.
Le naturopathe ne substitue pas un traitement médical mais il le complète, la médecine allopathique et la naturopathie sont des médecines complémentaires, elles devraient coopérer pour une même cause : <u>la santé.</u>

La Naturopathie est reconnue dans certains pays comme la Suisse , parmi 13 états des États Unis ainsi qu'en Australie et au Canada anglophone.

Le Québec étudie tous les moyens pour intégrer cette médecine naturelle, en Norvège et aux Pays Bas les médecines non conventionnelles sont acceptées. En Allemagne le statut de Heilpraktiker (praticien de santé) est reconnu et règlementé.
 La Suède a légalisé la profession de naturopathe. Au Danemark, en Espagne et dans 6 régions du Nord de l'Italie les négociations sont en cours auprès des ministères de la Santé . Au Portugal référencement de la profession par le ministère du travail et une loi a été votée reconnaissant la profession. En Belgique il existe une Union des Naturopathes qui est reconnue. Aux Royaumes Unis l'exercice de la Naturopathie est libre.
En France, la Naturopathie est classée « Soins hors cadre règlementé » avec un code d'exercice (code APE) répertorié : « Activités de santé humaine non classée ailleurs » défini par l'INSEE (Institut National de la Statistique et des Études Économiques)! Une rubrique spécialisée « Naturopathe » est réservée dans l'annuaire téléphonique national et plusieurs associations ou

fédérations œuvrent pour la reconnaissance de la profession auprès des autorités de Santé.

Plusieurs écoles privées enseignent la Naturopathie avec le même programme de formation, certaines écoles dispensent les cours par des professeurs de l'Education Nationale et des Professionnels de la Santé.

La Naturopathie tend à devenir une pratique de soins de plus en plus adoptée par différents pays. Aussi de nombreuses mutuelles d'assurance remboursent les consultations.

La naturopathie suit ainsi clairement les orientations données de façon répétées depuis les années 70 par l'O.M.S. (Organisation Mondiale de la Santé), le Parlement européen et les services de santé publique français en matière de **« prévention primaire » active** et d'éducation pour la santé.

CHAPITRE II

L'HYGIENISME ET L'HYGIENISTE :

L'hygiénisme est la pratique de l'hygiène vital indispensable pour préserver sa santé.

La notion de terrain :

Selon l'hygiéniste, **le terrain** est un ensemble de données qui caractérisent un individu et qui déterminent les façons différentes de réagir devant une maladie . Ces données sont d'ordre physique, anatomique, biologique et psychologique, résultant à la fois de notre hérédité et de nos échanges avec notre environnement extérieur.

Afin de préserver ce terrain, l'hygiéniste développe la qualité de vie :

- le repos, l'alimentation adaptée, saine et équilibrée, l'hydratation en consommant une eau de qualité , l'exercice physique régulier ;

- en adoptant un mode de vie régulier, une vie rythmée selon notre horloge biologique ;

- en évitant le stress et les d'excès pouvant nuire au bon fonctionnement de notre organisme.

Il faut être conscient que beaucoup de pathologies dites de civilisation , comme les maladies cardio-vasculaires sont liées en parti aux abus alimentaires ou à la mauvaise alimentation, au manque de sobriété , au

manque d'exercice physique et au stress de la vie quotidienne.
L'hygiéniste respecte l'horloge biologique interne :

La chronobiologie :

La nature est réglée selon un rythme régulier et répétitif : le jour, la nuit, les saisons, les phases de la lune , les marées...L'animal respecte instinctivement ces rythmes de la vie .
L'être humain devrait également respecter ces rythmes biologiques qui représentent **la chronobiologie c'est à dire la science des rythmes de la vie.**

Nos fonctions vitales varient selon des rythmes de la nature, rythmes annuels ou journaliers. Sur ce rythme journalier sont indexés les fonctions : veille/sommeil, notre température corporelle, les besoins alimentaires, nos sécrétions hormonales.

Les hormones :

Les hormones régulent un certain nombre de fonctions vitales et sont sécrétées par nos glandes endocrines, elles sont soumises à un rythme circadien (rythme sur 24 h) c'est à dire que les types et la quantité d'hormones secrétées varient en fonction des heures de la journée ou de la nuit .

Prenons l'exemple du « cortisol » une hormone sécrétée par les glandes corticosurrénales (situées sur les reins) elle possède plusieurs fonctions et notamment sur l'éveil et sur l'action, son taux maximale est situé vers 7h/8h du matin, c'est la raison pour laquelle nous nous réveillons spontanément pour la plupart d'entre nous dans ce créneau horaire.

La sécrétion de la mélatonine qui est une hormone favorisant le sommeil est sécrétée au coucher du soleil, ce qui correspond à une baisse de vigilance et une envie de dormir. Notre organisme est donc régulé pour dormir la nuit et agir le jour.

Les personnes travaillant la nuit, vont aller à l'encontre de la physiologie normale. Ce décalage des horaires peut provoquer des troubles du sommeil, voir d'autres troubles de l'attention, de l'alimentation, de l'humeur, car en effet le rythme biologique est perturbé.

Certaines personnes sont plus sensibles aux changement de rythme biologique : ce sont les enfants, les personnes âgées et les personnes atteintes de maladies chroniques.

L'HYGIENE VITALE :

Afin de préserver notre état de santé nous devons avoir une hygiène de vie saine et équilibrée pour conserver et maintenir une bonne activité de nos organes et de nos fonctions neurovégétatives : cardiovasculaire, respiratoire, digestive, toutes ces fonctions font partie de notre système autonome viscérale et involontaire.

L'hygiène vitale sera obtenue par une alimentation adaptée de qualité :
Notre corps est composé de milliards de cellules qu'il est nécessaire de nourrir à partir d'aliments adaptés contenant des nutriments de qualité pour son fonctionnement normal. Imaginez les conséquences sur le moteur de votre voiture si vous ne m'étiez pas le bon carburant !, cela ne vous viendrez pas à l'esprit.

Alors prenez soin de votre corps en lui apportant une alimentation adaptée et de bonne qualité.

L'hygiène vitale c'est aussi apporter à notre corps une eau de qualité, dénuée de pesticides et de chlore ou autres additifs qui sont des perturbateurs de la flore intestinale.

La santé physique ne s'acquière pas seulement par l'alimentation s'acquière mais aussi par la pratique d'une activité physique au grand air (marche, promenades) et par des moments de relaxation, car la santé du corps passe aussi par la santé de l'esprit.
Notre corps est composé de muscles qui demandent à se mouvoir pour favoriser tous les échanges cellulaires, l'activité physique améliore les échanges gazeux par l'apport en oxygène et la libération du gaz carbonique de nos cellules.

Respect de l'environnement :

L'hygiéniste est dans une démarche environnemental , c'est à dire qu'il respecte la nature en consommant des fruits et légumes de saison, issus d'une agriculture biologique et cultivés dans sa région. Il respecte les compatibilités des aliments pour favoriser la digestibilité et l'assimilation de ceux-ci. Les associations et les compatibilités alimentaires favorisent l'hygiène alimentaire équilibrée.

L'alimentation représente une part importante, sinon majeure, des bases de la santé.

Je reviendrai plus en détail sur l'alimentation dans un autre chapitre .

Nous possédons **un principe vital ou une capacité vitale** qui nous est propre mais pouvant être modifié par des éléments extérieurs ou des facteurs génétiques (hérédité) qui, en perturbant le bon fonctionnement de notre organisme, déclenchent des pathologies.

La maladie et l'hygiénisme :

La maladie selon L'Hygiénisme est un moyen mis en œuvre par l'organisme pour remédier à une situation qui risque de mettre notre santé en péril. De ce fait , on peut considérer que l'apparition de la maladie et de ses symptômes sont nécessaires pour libérer l'organisme d'une situation anormale, ce phénomène serait salutaire pour retrouver notre CAPACITE VITALE.
 L'hygiéniste va se préoccuper de la cause de la maladie d'un organisme dont certaines fonctions sont perturbées : soit par une accumulation de toxines qui diminue les fonctions d'élimination ou les fonctions immunitaires ou soit par un déficit d'apport de nutriments essentiels.

En médecine traditionnelle on se préoccupe uniquement de supprimer les symptômes qui ne sont que la face visible de la maladie.
Alors qu'il serait bon également de modifier les causes profondes qui ont engendrées la maladie car tout symptôme, même bénin, est un précieux signal d'alarme dont il faut expliquer la survenue, car tout symptôme est là pour prévenir chaque fois que l'organisme est dans une situation anormale modifiant son bon fonctionnement physique ou psychique .

CHAPITRE III

LA TOXEMIE – LA MALADIE AIGUE OU CHRONIQUE

Notre métabolisme cellulaire produit des déchets quand ces déchets ou toxines sont trop importants les cellules sont contraintes à vivre dans un milieu toxique, elles dépérissent et meurent.
Il s'agit alors d'une intoxication du milieu de la cellule constituant : la toxémie, elle peut provenir de produits extérieurs qui viennent polluer le milieu ambiant de la cellule. Dans ce cas la toxémie est d'origine externe ou exogène.

La toxémie exogène provient de diverses pollutions :
- atmosphériques, gaz d'échappement des voitures, des usines, de l'eau polluée,
- de produits non spécifiques aux besoins humains : tabac, alcool, drogues diverses,
- d'aliments : protéines animales consommées en excès qui se transforment en acide urique et contenant des pesticides, des hormones...des substances toxiques pour notre corps,
- d'aliments absorbés en mauvaise association ne respectant pas les compatibilités alimentaires et provoquant des fermentations intestinales.

La toxémie endogène est provoquée par la cellule qui ne rejette pas ou peu ses déchets dans la lymphe et le sang, ce rejet de toxines étant également dépendant des possibilités de transformation par les organes excréteurs de toxines : les émonctoires.(voir le chapitre sur la Détoxication)

Qu'elle soit exogène ou endogène la toxémie devient insurmontable par l'organisme par l'accumulation de toxines ce qui provoque des <u>troubles fonctionnels</u>, <u>des maladies</u> dites d'élimination voir des pathologies aiguës ou chroniques pour certaines personnes.

L'énergie vitale :

Toutes les cellules de nos organes vivent en fonction de notre énergie vitale.
Ne ne sommes pas tous égaux face à la maladie, notre organisme, selon notre hérédité, sera fort ou faible suivant la quantité **d'énergie vitale** dont nous disposons à la naissance, suivant notre mode de vie cette énergie va s'épuiser ou au contraire se renforcer.

Si la quantité d'énergie vitale devient insuffisante pour lutter contre les toxines ce sont les fonctions de mouvement qui seront affectées en premier, c'est à dire que nous nous sentirons faible avec une diminution de la force musculaire.

L'organisme va puiser tout d'abord <u>son énergie pour les fonctions vitales : respiration, activité cardio-vasculaire, excrétion, activité cérébrale.</u>

Lorsque nos fonctions vitales ne sont pas perturbées, elles sont suivies d'une récupération satisfaisante et notre énergie vitale est récupérée principalement pendant <u>notre sommeil.</u>
Mais si l'énergie vitale est sollicitée en excès pour des tâches difficiles aussi bien physiquement que psychiquement, l'énergie vitale ne sera pas suffisante alors le déroulement normal et harmonieux des fonctions vitales ne se fera pas correctement et ainsi engendrer un épuisement de l'organisme et un état toxémique.

Facteurs de toxémie :

- la pollution de l'environnement : pollution de l'eau , de l'air et des aliments ,

- activités professionnelles pénibles,

- mode de vie déséquilibré : excès d'activité physique ou intellectuelle, stress de la vie quotidienne, consommation de drogue...,

- comportements personnels excessifs : colère, peur, angoisse, tristesse, jalousie, haine, malhonnêteté.

- traitements médicamenteux mal appropriés ou en excès .

Il existe un seuil de toxémie , l'excès de toxines empoisonnerait l'organisme.

Afin d'éviter un état toxinique il est nécessaire d'avoir une bonne hygiène de vie en respectant les périodes de repos et d'activité nécessaires à une bonne élimination des toxines ainsi qu'une alimentation saine et adaptée.

<u>Le diagnostic médical de la maladie :</u>

Dans certains pays, seule la médecine allopathique peut porter un diagnostic de maladie. Certains examens de diagnostic sont réservés à la médecine allopathique (analyses cytologiques, examens radiologiques..) et sont remboursés ainsi que les consultations selon la réglementation en vigueur du pays.
En revanche certaines mutuelles d'assurance privées prennent en charge les

consultations naturopathiques et certaines thérapeutiques naturelles.

Le diagnostic de la maladie est déterminant pour le type de soins apporté au malade.

Des traitements allopathiques ou naturopathiques ou bien les deux types de thérapie pourront alors être prescrits soit simultanément soit successivement.

<u>Le diagnostic naturopathique de terrain du malade :</u>

Le Naturopathe-Hygiéniste a acquis la connaissance et les techniques nécessaires afin de diagnostiquer le terrain du malade à partir duquel il établira un Bilan personnalisé , comprenant des thérapeutiques naturelles prenant en compte sa maladie.

La maladie aiguë :

La maladie aiguë est déclenchée par **des toxines exogènes** (virus et toxines environnantes de toutes sortes...) et entrainent dans un premier temps un ralentissement de l'activité de certaines fonctions métaboliques.

Elle se manifeste, en premier lieu, par certains troubles physiques (douleur, fièvre...), puis par des troubles physiologiques.

C' est une maladie <u>éliminatrice</u> des toxines, dans ce cas le malade utilise sa force vitale pour éliminer les toxines par ses émonctoires (organes d'élimination des toxines) . L'élévation de la température corporelle (la fièvre) par exemple va déclencher une exsudation afin d' éliminer les toxines à travers l'émonctoire de la peau.

La fièvre est d'autant plus forte que la toxémie est importante. Lorsque les virus (ou les bactéries) pénètrent à travers notre corps celui-ci pour se défendre va augmenter la fabrication de globules blancs afin de produire des anticorps et ainsi réduire la multiplication des microbes. La fièvre est le résultat du mécanisme de défense qui génère l'augmentation de la température corporelle et l'exsudation.

A noter que seuls les bactéries nécessitent la prise d'antibiotiques.

La fièvre peut également apparaitre dans certaines pathologies inflammatoires qui doivent être identifiées au préalable.

La douleur accompagne souvent les crises aiguës. Il s'agit souvent d'un signal d'alarme qui nous informe d'une situation anormale de mauvais fonctionnement, cette douleur nous oblige à ralentir ou à supprimer nos activités car l'organisme doit monopoliser toute son énergie pour lutter contre les toxines, d'où l'importance d'être à l'écoute de son corps.

A l'apparition d'une maladie aiguë, l'organisme va économiser de l'énergie en ralentissant la digestion. Il ne sera donc pas conseillé de s'alimenter beaucoup mais de s'hydrater en grande quantité car les besoins en eau pour les échanges cellulaires sont accrus.

Le corps décide alors de réagir par une crise d'élimination constituant une crise aiguë pendant laquelle nos émonctoires sont fortement sollicités.

Les symptômes aigus représentent un processus vital de détoxication (ou détoxination que l'on traitera dans le prochain chapitre).

Le seuil de tolérance aux toxines est variable d'un individu à un autre. Il est au plus bas pour les enfants qui déclenchent des crises aiguës avec peu de toxines par contre les crises sont de forte intensité mais de durée brève.

Chez l'adulte le seuil de tolérance est plus élevé, les crises sont moins intenses mais parfois se prolongent dans le temps.

Les maladie aiguës se déclenchent selon la capacité de l'organisme à tolérer les toxines ainsi chez l'enfant la maladie va apparaître rapidement et de plus en plus lentement avec l'âge. Les enfants ont aussi la capacité de guérison plus rapide que l'adulte , leurs cellules étant très réactives.

Face à la maladie aiguë :

Le naturopathe-hygiéniste soutiendra l'organisme par une médication de terrain : phytothérapie de drainage, aromathérapie, conseils hygiéno-diététiques, repos, aliments sélectionnés et certaines techniques naturelles drainantes et revitalisantes. (Réflexologie plantaire, bains...)

Mais ayons toujours à l'esprit que ces maladies aiguës peuvent être éviter par la prévention à travers les moyens naturels de la Naturopathie.

<u>**La maladie chronique :**</u> Lorsque le malade ne dispose pas suffisamment de capacité vitale pour faire face à des toxines, à un dysfonctionnement de l'organisme ou à des pathologies dégénératives liées au vieillissement du corps alors les fonctions d'élimination ne seront pas suffisantes. La capacité vitale est diminuée et l'organisme n'est plus capable de retrouver la santé alors certains troubles ou symptômes persistent et arrive l'état de chronicité de la maladie.
Tant que l'énergie vitale n'est pas restaurée la maladie chronique évolue et produit des crises aiguës pendant lesquelles les symptômes sont exacerbés.
En pratiquant l'hygiéne vitale et certaines thérapeutiques naturopathiques en complément des thérapeutiques allopathiques, les malades atteints de maladies chroniques , peuvent , si leur pathologie n'est pas trop ancienne, retrouver un confort de vie et voir certains troubles diminués.

Face à la maladie chronique :
Il sera nécessaire de régénérer l'énergie avec du repos physique et

intellectuel dans un environnement calme . Il sera important d'adopter une attitude optimiste et pratiquer des techniques corporelles : de respiration , de relaxation, des massages, de la réflexologie plantaire, de la balnéothérapie.
L'utilisation de minéraux (litho-thérapie) d'oligoéléments (l'oligothérapie), de plantes (la phytothérapie) , de l'homéopathie, de la nutrithérapie et de l'alimentation adaptée, pourront aider le malade à enrayer l'évolution de sa maladie chronique.
Il sera nécessaire de mettre en place une nutrition permettant une intense récupération énergétique en prenant des repas composés d'aliments sélectionnés pour leur bonne digestibilité et de pratiquer les compatibilités alimentaires.

Dans certaines pathologies chroniques, métaboliques, génétiques, héréditaires ou dans les maladies cancéreuses, les limites thérapeutiques
se constatent dans la médecine allopathique et également dans la naturopathie et l'hygiénisme et dans toutes les médecines douces. Il faut être conscient de ces limites et aborder les limites thérapeutiques dans ces maladies avec franchise avec les patients.
C'est la raison pour laquelle la médecine allopathique et la naturopathie devraient coopérer pour la santé de chacun, c'est dans ce sens que nous atteindrons une avancé thérapeutique.

Mais chacun possédant sa propre capacité vitale il est difficile de prévoir le degré de récupération que chaque malade peut atteindre, en fonction de l'atteinte de certains organes et/ou de certaines fonctions.
La persévérance dans les pratiques hygiénistes et naturopathiques pourront permettre aux malades de retrouver un certain confort de vie et voir diminuer certains symptômes même si on ne parle pas ici de guérison.

CHAPITRE IV :

LA PREVENTION DE LA MALADIE

La prévention de la maladie c'est se donner les moyens d'agir avant que la maladie n'apparaisse ; c'est aussi agir pour maintenir ou développer son niveau optimal de santé.

La prévention se réalise en trois temps :

- <u>le diagnostic du terrain</u> de la personne avec évaluation de ce qu'elle a hérité et de ce qu'elle a acquis de par son environnement (travail, familial) et de ses habitudes de vie. Ce diagnostic permet de prendre conscience des énergies qui sont à notre disposition, c'est l'étape de la CONNAISSANCE DE SOI ;

- vivre en harmonie avec la nature dans le respect des lois de la Vie,

- respecter notre corps selon notre chronobiologie,

- pratiquer des cures de REVITALISATION et de DETOXINATION régulièrement pour évacuer les toxines de la pollution, du stress, des mauvaises habitudes alimentaires, des pesticides qui nous environnent, ainsi débarrasser notre sang et notre lymphe des déchets de la vie moderne.

Ce diagnostic de terrain sera établi par votre Naturopathe à partir duquel il vous conseillera des cures de revitalisation ou de détoxination à travers des techniques naturopathiques.

LE DIAGNOSTIC DE TERRAIN :

« Gnothi seauton » en grec « Connais-toi toi même. » inscrit sur le temple « d'Apollon » c'est prendre conscience de sa propre mesure, d'anticiper le danger, de connaître ses propres ressources et ces capacités physiques et intellectuels afin de réagir pour préserver sa santé.

La connaissance de notre terrain, sur le plan physique, physiologique et psychologique, va nous permettre de comprendre les causes de nos maladies, de les éviter, et de maitriser notre capacité vitale.

Il existe différentes techniques pour évaluer le terrain de chaque personne :

- l'iridologie,

- la morphologie,

- la psychophysiologie,

- les analyses biologiques.

VOICI 4 TECHNIQUES DE CONNAISSANCE DE TERRAIN :

A) L'IRIDOLOGIE : c'est l'étude de l'iris après observation de sa trame et de la pupille à l'aide d'une loupe et d'une lampe adéquate ou d'un microscope binoculaire. Hippocrate, célèbre médecin Grec (460-356 av..JC), déclarait : "Tels sont les yeux, tel est le corps".

L'hygiéniste-naturopathe observera la pupille et son mouvement : la pupille régule la quantité de lumière qui pénètre dans l'œil en se rétractant ou en se dilatant. Plus il y a de lumière plus la pupille se ferme : c'est le myosis et inversement moins il y a de lumière et plus la pupille s'ouvre : c'est la mydriase.

Les mouvements de la pupille sont produits par des muscles de l'iris appelés « muscles iriens » comportant le muscle sphincter de la pupille et le muscle dilatateur de l'iris placés de chaque côté de la pupille.

Il observera également l'iris : le tissu de l'iris est propre à chaque individu c'est en quelque sorte sa carte d'identité, il est formé de différentes couches de cellules formant l'épithélium contenant des vaisseaux sanguins, un tissu conjonctif et des muscles iriens.

LA TRAME DE L'IRIS : l'iris forme un relief composé d'une zone ciliaire ou radiaire et d'une zone entourant la pupille appelée la zone pupillaire , ces deux zones circulaires sont formés de stries plus au moins parallèles et espacées, elles nous identifient tant par leur forme que par leur couleur.

SIGNES IMPORTANTS EN IRIDOLOGIE :

<u>La constitution irienne</u> : il s'agit d'un ensemble de caractères morphologiques, physiologiques stables liés à l'hérédité, elle sera défini par la couleur de l'iris et sa trame. Il existe 3 constitution :

- <u>la constitution fibrillaire</u> : elle est caractérisée par un iris <u>bleu-clair</u> pouvant évoluer vers le gris-bleu ou le gris-vert. La trame est constituée d'un ensemble de fibres radiaires disposées en rayons elle peut être plus ou moins homogène , plus ou moins fine ou plus ou moins serrée.

- <u>La constitution hématogène</u> : elle est caractérisée par un iris de <u>couleur marron</u> , d'aspect velouté , riche en pigment brun recouvrant complètement la trame, que l'on peut comparer à du velours marron , cette constitution se rencontre chez 95% des individus et en particulier de race africaine ;

- <u>la constitution mixte</u> : elle est caractérisée par un iris de couleur <u>jaune clair nuancé à marron foncé.</u> La trame de l'iris est visible sous le pigment. Cette constitution se rencontre dans 95% des personnes de race blanche.

La densité de l'iris et l'étude de sa trame :

Le Naturopathe pratiquant l'Iridologie examine la structure du tissu irien et la densité de l'iris afin d'estimer les « réserves » physiques et vitales de la personne examinée. Cet examen reflète surtout l'état général de notre organisme en fonction de la texture de la trame de l'iris : serrée, homogène, fine ou uniforme ou au contraire s'il s'agit d'une trame hétérogène et relâchée l'interprétation de notre trame identifie notre capital santé.

Nous héritons à la naissance d'une qualité de trame, c'est en quelque sorte notre capital de départ, cette trame peut évoluer en fonction de notre état de santé, si notre santé se dégrade ceci se traduira par une distension de la trame de l'iris, elle sera moins homogène, il existe cinq classes de trame. Le Naturopathe pratiquant l'Iridologie déterminera la votre.

Le relief de l'iris : Le relief de l'iris renseigne sur la vitalité du sujet.
L'iris comporte 2 muscles circulaires, qui vont modifier, en fonction de l'état de la personne et de ses ressources, le relief de l'iris. C'est ce relief que l'iridologue va observer et interpréter.

Ce relief sera révélateur d'une capacité à mobiliser nos énergies ou au contraire d'une réactivité insuffisante, il révèle également notre potentiel psychique ou physique face aux éléments extérieurs et nos ressources vitales.

La pupille : La forme de la pupille et ses réactions révéleront notre comportement nerveux en relation avec notre système nerveux neurovégétatif (système cardio-vasculaire, système respiratoire) et notre métabolisme en général.

La somatotopie : L'œil étant en relation direct avec le cerveau et retransmet les informations qu'il perçoit, la somatotopie est la représentation sur l'iris des différentes parties du corps humain.

Bien que l'iridologie existe depuis l'Antiquité, la première topographie irienne a été réalisée par le fondateur de l'iridologie moderne Dr. Peczely un médecin hongrois (1826-1911), puis d'autres chercheurs ont repris ses recherches.
Il existe d'ailleurs certaines contradictions entre les auteurs modernes de

l'iridologie mais dans l'ensemble tous sont d'accord sur les points essentiels : la trame, le relief et la pupille.

B) LA MORPHOPHYSIOPSYCHOLOGIE ou biotypologie d'Hippocrate

Cette autre technique de connaissance de terrain.

Il s'agit d'une science de l'homme qui décrit les normes de santé de chaque type d'individus, par ses tendances naturelles , ses manières d'être avec ses excès et ses insuffisances .
Il existe un rapport entre la forme de notre corps (morphologie) et la vie qui anime cette forme (notre psychologie et physiologie).

La morphologie, la physiologie , la psychologie et la pathologie peuvent être liées entre elles. Ceci fait qu'un type morphologique peut déterminer des prédispositions à certaines maladies .

La biotypologie d'Hippocrate ou « Science des tempéraments » est une science qui étudie les types d'individu en fonction de critères morphologiques afin de comprendre l'étiologie (ou cause) de leurs pathologies afin de les prévenir.

Selon Hippocrate et « ses suivants » on distingue 4 tempéraments :

- le lymphatique ,
- le sanguin ,
- le bilieux
- le nerveux.

Nous possédons les 4 tempéraments à la fois mais à des degrés différents, cela varie en fonction de notre hérédité, de notre environnement, de nos habitudes de vie et de notre âge.

Mais un tempérament va prédominer à chacun des 4 âges de la vie :

- le tempérament lymphatique à l'enfance,

- le tempérament sanguin à l'adolescence et l'adulte jeune,

- le tempérament bilieux à l'adulte mûr,

- le tempérament nerveux de la vieillesse

Le naturopathe va identifier votre tempérament afin de vous conseiller une prévention adaptée à vos prédispositions morbides.

LE LYMPHATIQUE : <u>d'aspect alourdi,</u> ses formes sont rondes et généreuses, il a de l'embonpoint, sa taille est inférieure à la moyenne, tête en forme de poire, cou empâté, double menton, cou assez court, son front est rond et étroit, ses yeux sont petits, le regard doux, le teint pâle, les membres plus courts que la moyenne.

<u>Le lymphatique fait peu de gestes et ceux-ci sont lents ,</u> il marche à petits pas il est plutôt nonchalant, sa voix est calme et son élocution est lente.
Sur le plan émotionnel il est calme, docile, il a besoin de tranquillité, il est porté sur la nourriture, il est bon et n'ose pas refuser, il réagit lentement et n'aime pas le changement. Il est plutôt introverti.

Le lymphatique est patient, persévérant et méthodique, il va jusqu'au bout de ses actions.

La santé du lymphatique : <u>toutes ses fonctions organiques sont placées sous le signe de la lenteur.</u> Il a besoin de repos, son sommeil est lourd et profond, il serait sujet aux somnolences diurnes surtout postprandiales (après les repas), sa digestion est lente, son alimentation est portée sur les aliments gras, sucrés et farineux.

Ses tendances pathologiques : ses prédispositions pathologiques sont liées à la lenteur de ses fonctions organiques (circulation, digestion, élimination), ce qui entrainera une auto-intoxication ce manifestant par de la constipation, par des troubles des muqueuses et de la peau (bronchites, entérites, asthme, eczéma...)
La lenteur de ses mouvements entraineront une mauvaise circulation sanguine et le prédisposera aux varices, à la rétention d'eau dans les tissus (œdèmes) et à la formation de cellulite.
Les bouleversements de la vie moderne pourrait l'amener à la dépression.

L'Hygiène de vie conseillée pour le lymphatique :
Le Naturopathe-Hygiéniste conseillera à ces personnes d'exercer une activité professionnelle calme, demandant patience, méthode, persévérance avec des rythmes lents mais une activité le déchargeant de toute responsabilité.

Il déconseillera les métiers trop sédentaires à cause de sa tendance à l'embonpoint, tout comme les activités demandant des stations debout prolongées à cause de ses troubles de la circulation veineuse et lymphatique.
Il déconseillera les endroits humides et froids (pour ses muqueuses).

Les conseils d'hygiène-vitale pour le lymphatique :

- <u>les milieux</u> dynamiques , stimulants, le grand air , l'activité physique et mentale modérée.

- <u>une alimentation peu grasse</u> , peu sucrée, peu farineuse, en quantité modérée et riche en fibres végétales et des aliments plutôt durs que liquide .

-<u>Aliments stimulants</u> : les aromates et les algues ou produits de la m permettant de meilleures secrétions digestives et un meilleur drainage des humeurs (lymphe et sang) et une dynamisation des glandes endocrines (pour accélérer le métabolisme de base). L'iode des algues et des produits de la mer permettront une meilleure combustion interne et éviteront l'obésité ou l'embonpoint ainsi que la cellulite .

- <u>Aliments conseillés</u> : viandes maigres, grillées, poissons maigres, les végétaux et légumes frais, crus ou cuits ou en jus, en particulier la carotte, le chou, l'oignon , le pissenlit, le radis, favorisant le drainage lymphatique .

- <u>Les aromates</u> : le curcuma, le gingembre, le thym, le laurier, le romarin, le cumin ,qui sont des antioxydants et des stimulants. Les huiles végétales riches en acides gras insaturés : carthame, tournesol , colza, lin , pépins de raisin

Tous ces aliments ne provoquent pas d'excès de mauvaises graisses (cholestérol LDL) ou de sucre dans le sang (glycémie) et aident à l'élimination des toxines.

Thérapeutiques conseillées pour le lymphatique : drainages lymphatiques et remèdes aidant l'élimination par les émonctoires.

LE SANGUIN :

Sa musculature est développée, ses muscles sont courts, il a une forte ossature, ses mains sont carrées et courtes, sa poignée de main est chaleureuse et tonique, sa taille est inférieure à la moyenne, sa peau est tonique et chaude.
Sa tête est de forme hexagonale, ovale ou ronde, son cou est épais, court et musclé, son front est bombé, ses sourcils sont fournis, son regard est pétillant, son nez en général concave et fin, ses lèvres sont charnues, son menton est large, son teint est rosé.

Le sanguin est un gestuel, ses mouvements sont amples et rapides. Il marche à grands pas. Sa voix est forte, imposante mais joviale.

Le sanguin est un extraverti énergique mais parfois impulsif. Il est courageux, enthousiaste. Il s'intègre facilement en société et aime les contacts humains, il est sentimental, gai et généreux. C'est un passionné mais parfois il peut s'emballer et se perdre dans ses actions, il a besoin de changement.
C'est un intellectuel, son esprit est vif mais il est dispersé dans ses idées. C'est un aventurier, voyageur.

Sa santé : il a une force physique importante, avec une bonne vitalité, il a besoin d'air et d'espace pour se mouvoir, c'est un bon mangeur.

Ses tendances pathologiques : elles sont liées à ses excès et à son inconstance, à son côté extraverti et aventurier. Ses pathologies seront en relation avec les organes qu'il sollicite en excès : le foie, les reins et le système cardio-vasculaire. Il aura une prédisposition à l'hypertension artérielle, à l'athérosclérose, lithiase vésiculaire, diabète de type 2, obésité , cellulite.

L'hygiène de vie conseillée pour le sanguin :

Il est prédisposé pour les contacts humains, les professions commerciales, il a besoin de pratiquer du sport , collectifs ou des sports à sensation comme l'escalade, le ski.
Il faudra le tempérer dans ses ardeurs et ses actions, qu'il apprenne à gérer ses émotions avec réflexion , calme et modération aussi bien dans son milieu professionnel que personnel
Le naturopathe-hygiéniste lui déconseillera les activités sédentaires et les endroits clos.

Les conseils d'hygiène-vitale pour le sanguin :

Il devra vivre dans des milieux calmes et pratiquer des activités physiques de pleine air et des activités nécessitant une certaine discipline .

Les aliments conseillés seront des viandes grillés , des poissons, des végétaux crus ou cuits ou en jus pour faciliter l'élimination des toxines (radis, pissenlit...) et beaucoup d'aromates (curcuma, thym, romarin) des huiles végétales riches en acides gras insaturés : carthame, tournesol, sésame, colza. En modérant les quantités.

Il devra consommer de façon modéré : la viande, le café et l'alcool et d'éviter la consommation de charcuterie, de fromage, de pâtisserie, de fritures et de sauce.

L'hygiéniste lui conseillera d'éviter tout ce qui serait susceptible de le surmener et lui fragiliser son système cardio-vasculaire ou son système digestif (foie, vésicule biliaire).

Thérapeutiques pour le sanguin : toutes les thérapies décongestionnantes, les massages, les drainages et les pratiques de relaxation telle que la sophrologie et la méditation.

LE BILIEUX : son ossature est importante, ses membres sont longs, les doigts également, ses muscles sont bien dessinés, saillants longs et développés, sans graisse. Sa musculature est dense et l'on peut voir apparaître son système veineux à la surface.

Il dégage une impression de force et de robustesse. Sa taille est en général supérieure à la moyenne. Sa tête est rectangulaire, les 3 étages du visage (menton, nez, front) sont en partie égale. Les traits sont burinés et le cou est musclé. Son front est carré presque vertical, ses lèvres sont minces, son menton large et puissant.
Ses gestes sont amples et affirmés. Il a une démarche de militaire et fait des grands pas.

Son élocution est aisée, sa voix est franche, claire et dominatrice.

Sur le plan émotionnel c'est un dominateur, il est ambitieux, autoritaire par nature. Il est franc, droit, orgueilleux. Il a une bonne capacité intellectuelle, il observe, se concentre et prend des décisions avec réalisme.

Sa santé : le bilieux est placé sous le signe de la force physique, mentale, il possède une bonne capacité vitale. Il récupère vite, il a en général besoin de peu de sommeil. Mais il va souvent au bout de ses limites, il veut tout contrôler et aime prendre des décisions. Aussi il fatigue prématurément son organisme.

Ses tendances pathologiques : elles sont liées à ses excès. Il va surmener ses émonctoires (organes d'élimination) et son système nerveux.
Il sera prédisposé aux pathologies inflammatoires des articulations, à la goutte, aux problèmes cardio-vasculaires, aux ulcères digestifs, à la fatigue nerveuse voir à la dépression.

Hygiène de vie conseillée pour le bilieux :

Le naturopathe-hygiéniste conseillera à la personne de tempérament bilieux une activité nécessitant ordre, initiative et rigueur, un poste à responsabilité.

Par contre il lui déconseillera toutes les professions sédentaires et monotones en évitant, malgré tout, les activités qui entrainent du surmenage.

Conseils d'hygiène-vitale pour le bilieux :

Les activités au grand air, des moments de détente et des activités de relaxation seront conseillés afin que la personne d'un tempérament bilieux puisse se ressourcer.

L'alimentation : il lui sera conseillé une alimentation riche en végétaux crus ou en jus afin de stimuler en douceur les émonctoires (organes d'élimination).
Aliments conseillés : poireau, radis noir, artichaut, betterave, carotte...

Aliments déconseillés : diminuer la consommation en protéines animales de type viande et produits laitiers qui risqueraient de surcharger les voies digestives et de surmener les émonctoires.

Thérapeutiques pour le bilieux : drainage des émonctoires afin de régénérer les voies digestives et les thérapeutiques de relaxation de type yoga et des activités physiques douces (pour ne pas solliciter trop les articulations) par exemple la natation .

LE NERVEUX : il a une allure longiligne, les muscles sont petits, il n'a pas de graisse, la cage thoracique est étroite. Son dos est voûté, sa carrure n'est pas large, ses muscles de l'abdomen sont peu développés. Ses membres sont longs, ses mains également , ses doigts sont effilés.

Le nerveux manque de souplesse et il a tendance à être rigide.

Sa taille est en général supérieure à la moyenne. Sa tête a une forme triangulaire avec une pointe en bas.
La partie du front domine alors que la partie inférieure (mâchoire et bouche) est petite et étroite. L'implantation de ses cheveux est haute laissant apparaître largement le front.
Son nez est fin , ses lèvres également .
Sa peau est sèche et froide.

Le nerveux fait beaucoup de gestes inconscients (tics), ses mouvements sont rapides et saccadés. Sa marche est rapide avec de petits pas.

Sa vois est faible parfois même inaudible.

Sur le plan émotionnel : il est émotif et susceptible. Il est irritable et coléreux mais introverti. C'est un peureux et un pessimiste, il ne s'engage pas facilement dans l'action.

C'est un penseur, il observe , il fait preuve d'intelligence et d'imagination.

Sa santé : étant donné son manque de force physique, il sera peu résistant à l'effort. Ayant peu de vitalité , il a un grand besoin de sommeil et de temps de repos. C'est un petit mangeur , il mange vite et à une appétence pour les excitants tels que le café …

Ses tendances pathologiques : il sera prédisposé aux affections nerveuses, en effet il ne maitrise pas ses émotions et à tendance à les exagérer qu'elles proviennent d'une joie, d'une tristesse ou d'une colère tout prend des proportions démesurées car il manque de réserve physique. Il est souvent fatigué , tendu , inquiet , il dort peu et son sommeil est agité.
Le nerveux, de part sa cage thoracique étroite, aura tendance à mal respiré , il aura des spasmes. Il sera sujet à la déminéralisation, sa colonne vertébrale est fragile , il a souvent une mauvaise circulation sanguine, il souffre souvent de mauvaise digestion, il sera sujet à la constipation.

L'hygiène de vie du nerveux :

C'est un penseur , il analyse, cherche, imagine mais c'est un solitaire.

L'hygiéniste lui conseillera les activités en rapport avec ses qualités physiques mais demandant peu de force et stimulant la respiration pour activer sa circulation sanguine.

Les activités d'adresse comme le ping-pong, le tir à l'arc... la musique lui sera conseillée ainsi q'une activité artistique : la peinture, la sculpture...Par contre toutes les activités qui requièrent de la force physique seront à déconseiller de même que les activités trop sédentaires ou dans des lieux confinés.

<u>L'alimentation du nerveux:</u>   tout d'abord l'hygiéniste lui déconseillera tous les aliments raffinés, privés de leurs minéraux, de leurs fibres et de leurs vitamines. A déconseiller également les produits excitants : café, alcool et les repas trop copieux.

Il lui sera conseillé : les légumes frais, les crudités, les fruits , les céréales non raffinés, les céréales germés, les jus de légumes , le pain grillé qui est plus digeste, les fruits secs riches en minéraux , les viandes et les poissons maigres et peu de fromage. Tous les aliments riches en sels minéraux , en vitamines et en fibres mais pauvres en lipides saturés.

<u>Thérapeutiques conseillées pour le nerveux :</u>
la thalassothérapie, toutes les thérapies qui décontractent et relaxent, les massages doux, la réflexologie plantaire, la sophrologie.

L'HYGIENISTE DEFINIRA VOTRE TEMPERAMENT :

Nous possédons les 4 tempéraments mais dans des proportions variables. Le travail de l'hygiéniste consiste à établir la proportion de chaque tempérament. Tout en sachant que l'équilibre d'une personne sera de posséder 25% de chaque tempérament.
Mais pour la plupart d'entre nous il y a un tempérament qui domine et un tempérament effacé.

C) LA PSYCHOPHYSIOLOGIE :

C'est l'étude des modifications dans le comportement psychologique d'un individu et l'étude des troubles fonctionnels et organiques en rapport avec les oligoéléments régulateurs de ces fonctions.

C'est une médecine basée sur la thérapeutique catalytique dite aussi **oligothérapie**, elle est réservée dans le traitement des maladies dites « fonctionnelles » très fréquentes chez les personnes venant consulter un Naturopathe-Hygiéniste.
La maladie fonctionnelle est une maladie sans lésion organique, elle est caractérisée par un dérèglement physiologique passager et réversible.

Il n'existe aucune incompatibilité entre une thérapeutique catalytique faisant appel aux oligo-éléments et les autres médications naturelles ou allopathiques. Bien au contraire, il existe une synergie et une potentialisation entre l'oligothérapie et les autres thérapeutiques à condition que l'organisme du malade ait des capacités réactionnelles suffisantes.

Les oligo-éléments (oligo signifie : très petite quantité) sont des minéraux indispensables à notre métabolisme, en se liant à certains enzymes ils ont un rôle de catalyseur, c'est à dire qu'ils favorisent ainsi une réaction chimique, ils doivent être présents en permanence dans des concentrations variables dans l'organisme.

La carence en oligo-éléments provoque des troubles fonctionnels bien définis.

Certains oligo-éléments entrent dans la structure des vitamines comme par exemple le cobalt intégré dans la vitamine B12 qui est présente principalement dans la viande, le poisson et les œufs. D'autres participent indirectement à la synthèse de certaines <u>hormones,</u> au bon fonctionnement du système immunitaire, ils peuvent également participer à la détoxication en luttant contre les radicaux libres, certains oligo-éléments comme le fluor renforce la solidité des os et des dents.

La découverte des oligo-éléments débute au XVIIIème et XIXème siècle notamment les recherches en agriculture et en médecine vétérinaire ou l'on s'aperçoit des effets délétères dus à des carences de certains oligo-éléments chez certaines plantes et certains animaux , par exemple à cette époque l'on peut voir de l'anémie chez des animaux carencés en cuivre ou en cobalt.

C'est en 1932 que Jacques MENETRIER (né en 1908 et décédé en 1986) parle alors de rétablir le « terrain » d'un individu en complémentant l'organisme avec certains oligo-éléments on parle alors d'**oligothérapie.**

<u>**L'oligothérapie**</u> est basée sur les aspects suivants :

- la réceptivité aux maladies dépend du terrain du malade,

- la réceptivité aux maladies est en rapport avec les échanges biochimiques,

- la réceptivité aux maladies et le « terrain » évoluent avec l'âge, l'ancienneté de la maladie, la qualité de l'environnement et l'hérédité,

- il est possible de modifier l'évolution de la maladie en améliorant la qualité des échanges organiques,

- on peut améliorer ces échanges organiques grâces à certains oligo-éléments comme le manganèse, le cuivre, l'or, l'argent, le magnésium, le fluor, cobalt, chrome...etc

Toutes ces données ont été vérifiées expérimentalement et biologiquement.

DOMAINE D ACTION DES OLIGO -ELEMENTS :

Les oligo-éléments agissent principalement dans les maladies fonctionnelles et peuvent être en supplément dans certaines maladies organiques.

Elles regroupent les maladies dues à des troubles fonctionnels où il n'existe pas de lésion organique, lorsque un organe n'est pas suffisamment alimenté en oxygène, en nutriments, en hormones ou pas suffisamment débarrassé de ses toxines par la lymphe. Alors l'organe ne remplit plus ses fonctions, cela peut générer de la fatigue ou d'autres troubles fonctionnels.

A ce moment il ne s'agit pas encore de vraies maladies mais seraient en passe de le devenir si l'on n'intervient pas à l'aide d'oligo-éléments.

Le Naturopathe-Hygiéniste pratiquant l'oligothérapie va définir les oligo-éléments adaptés à votre cas en déterminant votre diathèse c'est à dire vos dispositions morbides ou vos prédispositions à déclarer telle ou telle pathologie d'après un questionnaire bien précis et reconnu, évaluant votre terrain , vos maladies déclarées ou non, vos caractéristiques physiques, biologiques et psychologiques du moment. Ces caractéristiques ne sont pas figés dans le temps, elles évoluent favorablement vers un état de santé parfait ou bien à l'inverse vers l'évolution des troubles fonctionnels.

Pour ce faire il existe une classification des terrains suivant l'hérédité , la réceptivité ou la résistance à certaines maladies et le comportement physique et psychologique de chacun , évoluant avec l'âge. On parle alors de diathèse.

Il existe 4 diathèses , chacune de ces diathèse peut être régulée par un oligoélément ou un groupe d'oligoéléments spécifiques :

- **Diathèse 1 : arthritique ou allergique** , qui correspond à la diathèse des enfants ou des adolescents , caractérisée par une grande vitalité, par la survenue de migraines, de rhinites allergiques, de troubles intestinaux.

Elle sera régulée par l'oligoélément manganèse dont le symbole est Mn.

- **Diathèse 2 : hyposténique,** on la retrouve souvent chez l'enfant , l'adolescent et l'adulte, caractérisée souvent par une prédisposition aux infections virales à répétitions (cystite, rhinopharyngite...) et/ou à des allergies endogène (eczéma, urticaire, acné).

Elle sera régulée par l'association des oligoéléments manganèse/cuivre dont les symboles sont Mn-Cu.

- **Diathèse 3 : dystonique** , on la détermine le plus souvent chez des personnes proche de la cinquantaine en baisse de vitalité, caractérisée par des troubles neurovégétatifs (palpitations, instabilité de la tension artérielle, oppression thoracique), des gastralgies, des difficultés d'élimination urinaire.

Elle sera régulée par l'association des oligoéléments manganèse/cobalt dont les symbole sont Mn-Co

- **Diathèse 4 : anergique,** manque d'énergie et fatigue importante dues à des pathologies graves, caractérisée par des carences importantes et une diminution voire une absence d'autodéfense physique et psychique.

Elle sera régulée par l'association des oligoéléments cuivre/or/argent, dont les symboles sont Cu/Au/Ag.

A ces quatre diathèses peuvent ce surajouter d'autres symptômes alors l'oligothérapeute sera amené à conseiller en association d'autres oligoéléments comme par exemple le zinc/cuivre dans les symptômes relatifs à une désadaptation hypophyso-génitale (coups de fatigue sans horaire particulier, certaines frigidités, certaines cyclothymies, troubles des phanères...)

Certains oligo-éléments sont donc employés seuls ou associés et vont permettre de réguler la diathèse et d'améliorer la capacité vitale, ce sont des catalyseurs principaux, comme par exemple le manganèse ou le manganèse associé avec le cuivre qui va rétablir le terrain des patients allergiques ou des patients ayant des infections virales à répétitions comme les cystite ou les rhinopharyngites.

A ces catalyseurs ou oligoéléments principaux s'ajoutent d'autre oligo-éléments adjuvants qui agissent sur une fonction organique bien précise par exemple le fluor sur le métabolisme du calcium, l'iode sur le fonctionnement de la thyroïde ou encore le soufre sur le fonctionnement hépatique...etc

Mais rien n'est figé en réalité vous pouvez vous situer entre deux diathèses différentes ou avoir des formes associées ou des formes de passage d'une diathèse à une autre selon votre cas vous aurez besoin simultanément, alternativement ou successivement de 2 ou plusieurs oligoéléments suivant votre cas.

D) LES ANALYSES BIOLOGIQUES et BIOCHIMIQUES :

Les analyses biologiques : consistent à mesurer les quantités des constituants de nos liquides biologiques principalement le sang et les urines, en comptabilisant le nombre de globules rouges, de globules blancs, le taux de sucre dans le sang (glycémie), le taux de fer dans le sang ...ou le taux d'urée dans les urines...

Il existe des normes dans lesquelles nous devons nous situer et qui détermine notre état de santé. Mais ces normes ont un minimum et un maximum selon où nous nous situons la mesure va révéler une maladie ou une certaine prédisposition à un type de pathologie.

La technique bio-électronique de Vincent :

Louis Claude VINCENT (1906-1988), qui fût ingénieur hydrologue français, a démontré que trois paramètres physico-chimiques ou bio-électroniques étaient nécessaires et suffisants pour caractériser le terrain biologique d'une personne.

Les trois paramètres sont :
- **le pH** : le pouvoir hydrogène c'est à dire la concentration des ions hydrogènes ou protons définissant la qualité acide ou basique d'un milieu,

il existe trois pH : milieu acide = pH 6 et inférieur à 6 (6 millions de protons libres par millilitre) , milieu neutre = 7 (60 millions de protons/ml) , milieu basique ou alcalin = 8 (600 millions de protons/ml)

- **le rH2 :** il détermine l'état d'oxydoréduction ou oxydation d'un milieu, plus le rH2 est élevé plus le milieu est oxydant , plus le rH2 est abaissé plus le milieu est réducteur, la neutralité est égale à 28 : ce qui correspond à une pression égale d'hydrogène et d'oxygène, rH2 inférieur à 28 déterminera un potentiel réducteur alors que un rH2 supérieur à 28 un potentiel oxydant,

- **le rô :** c'est la mesure de la résistivité électrique du milieu en ohm l'unité de résistance électrique, le rô indique la concentration en électrolytes , une concentration élevée d'électrolytes sera associé à une faible résistivité électrique.

Louis Claude VINCENT affirme que les déviations de ces trois paramètres : pH,rH2 et rô mesurés dans le sang, les urines et la salive traduisent les modifications profondes de notre terrain biologique et psychologique et que ces mesures physico-chimiques peuvent donner une indication sur le type de pathologie , sur le degré de déséquilibre et sur les thérapeutiques à suivre pour enrayer le processus pathologique.

L'interprétation de ces mesures, pH,rH2 et rô, devaient permettre selon L.C. Vincent une appréciation globale de l'organisme en fonction de l'âge de la

personne mais qui ne correspond pas toujours à l'âge bio-électronique.
Cette analyse permettrait d'après L.C. Vincent une détection précoce de certaines maladies.

Ainsi la pasteurisation, la stérilisation, la conservation des aliments en boites métalliques sont remis en cause ainsi que les tranquillisants et les somnifères chimiques qui induisent un environnement biologique oxydé ou alcalin qui favoriserait certaines pathologies (cancer, thromboses).

L.C. Vincent à étudié les phyto-parasitoses sur les feuilles de pomme de terre, le doryphore qui est un parasite de ces feuilles provoque un potentiel oxydant alors que les feuilles saines ont un potentiel réducteur (rH2 bas=24/25).
Cela signifie que les parasites seraient une extension oxydante pathologique de la plante . Il serait donc bon de maintenir le sol à un pH acide et à un potentiel réducteur permettant une meilleur assimilation des minéraux nécessaires à la plantes , le sol serait alors capable de s'autoréguler.

L.C VINCENT a également fait le parallèle entre la mortalité et la qualité bio-électronique de l'eau dans vingt grandes villes de France entre 1895 et 1965 ; ces données démontrent le lien étroit entre l'écologie des sols et des plantes et par extension par la qualité de l'eau et la santé des hommes et des animaux.

Votre Naturopathe-Hygiéniste choisira une ou plusieurs techniques de connaissance de terrain parmi les quatre que nous venons de voir afin d'évaluer votre capacité vitale à la suite il vous conseillera une technique ou plusieurs techniques naturopathiques ou thérapeutiques naturelles.

LES TECHNIQUES NATUROPATHIQUES :

Après l'évaluation de votre « terrain » plusieurs techniques naturopathiques vous seront conseillées et seront choisies en fonction de votre Bilan de Santé , ces techniques sont des thérapeutiques naturelles.

Voici différentes techniques :

- **la diététique** : mono-diètes, jeunes, régime associé, régime complémenté...

- **la nutrithérapie** : traitement basé sur des régimes spécifiques et la complémentation en nutriments,

- **la vitaminothérapie** : traitement par la supplémentation de vitamines déficientes à l'organisme pour son bon fonctionnement,

- **la phytothérapie et l'aromathérapie** : traitement par les plantes et leurs essences,

- **la lithothérapie** : traitement par les pierres et ses cristaux,

- **l'oligothérapie** : traitement basée sur la supplémentation en oligoéléments, qui fait partie également des techniques de diagnostic de terrain ,

- **l'homéopathie** : apport de composé minéral, végétal ou organique en quantité infinitésimal basée sur le principe de similitude (découvert par le Dr Samuel Hahnemann)

- **les techniques corporelles** : gymnastique douce, Yoga, Tai-chi-chuan, Chi-Kong...

- **les massages** : massage relaxants, drainages lymphatiques, shiatsu, do in,

- **les réflexologies** : des pieds, des mains, des oreilles, du nez,

- **la thalassothérapie et hydrothérapie** : traitements et soins avec des eaux de mer ou de source,

- **les techniques respiratoires :** gymnastique respiratoire, cohérence cardiaque,

- **l'utilisation des ressources de l'esprit** : la psychologie, la sophrologie, la méditation.

Vous retrouverez différentes techniques dans les chapitres suivants.

CHAPITRE V :

LA DETOXINATION ou DETOXICATION

Une condition essentielle pour développer ou maintenir sa santé est l'élimination des toxines.

Une détoxination ou détoxication doit être pratiquée deux fois par an au printemps et en automne, à la suite d'une maladie ou d'un traitement médicamenteux et quand le besoin s'en fait sentir.

Tous les produits que nos absorbons produisent des déchets , ces produits peuvent être d'origine :

- alimentaire,

- particules de pollution dans l'air ou dans les aliments,

- additifs alimentaires,

- colorants alimentaires,

- conservateurs chimiques,

- médicaments,

- chimiothérapie.

Lorsque les déchets que nous produisons excédent les capacités d'élimination du corps alors les toxines s'accumulent dans nos organes alors on parle d'intoxination.

Il en résulte une perte de vitalité et/ou des atteintes fonctionnelles de l'organisme et des maladies chroniques peuvent apparaître, il se produit également une diminution de l'immunité se traduisant par la répétition de maladies virales.

Il faut cependant faire la différence entre l'intoxination qui est l'accumulation de toxines dérivées de produits que nous absorbons à travers l'alimentation ou la respiration et l'intoxication qui est la pénétration involontaire de substances toxiques non désirées dans l'organisme (comme par exemple l'ingestion de champignons vénéneux ou de drogues).

L'intoxination :

Si l'on décompose « in » comme intérieur et « toxination » de toxines. Ces toxines du corps sont des déchets produits par notre métabolisme, leur production est physiologique et tout fait normal , notre organisme va se débarrasser de ses toxines par l'intermédiaire d'organes d'élimination nommés émonctoires.

Nous produisons deux <u>sortes de toxines </u>:

- <u>les toxines physiologiques </u>: celles provenant du vieillissement naturel de nos cellules issues de nos organes, de nos globules rouges et blancs, du métabolisme cellulaire en général et quotidiennement notre organisme va en éliminer les déchets.

- <u>les toxines alimentaires :</u> ce sont celles fabriquées par la dégradation de tous les aliments et produits que nous consommons.

En se dégradant, les protéines animales que nous consommons rejettent de l'urée, cette urée se transforme en acide urique qui est un composé toxique éliminé par les urines. Si l'acide urique n'est pas correctement éliminé, il se retrouve dans le sang et peut provoquer des arthropathies (goutte par exemple) en se fixant sur les articulations. Cette acide peut se retrouver sur d'autres organes et déclencher d'autres pathologies.

Le glucose (le sucre) de notre alimentation nous apporte de l'énergie sa combustion produit de l'acide lactique qui va se retrouver dans le foie qui le transforme pour être éliminer par les selles, la combustion du glucose ingéré produit également du gaz carbonique rejeté par nos poumons.

Les graisses contenues dans notre alimentation vont se transformées en acides cétoniques et seront rejetés dans les urines, en excès ces acides peuvent provoquer une halitose (mauvaise haleine) ou d'autres pathologie comme la crise d'acétone.

Ces toxines physiologiques et alimentaires ne doivent pas dépasser un certain seuil de tolérance au delà duquel elles représentent un danger pour notre organisme et perturbent le fonctionnement normal de nos organes, d'où l'importance de ne pas consommer certains aliments en grande quantité et de privilégier la qualité de nos aliments.

Tant que notre consommation est adapté à nos besoins, à notre capacité digestive et d'élimination il ne se produira pas d'intoxination, les toxines et les déchets provenant de notre alimentation seront rejetés quotidiennement par nos émonctoires.

L'intoxication : C'est la conséquence d'une ingestion involontaire, inutile et non alimentaire de substances toxiques provoquant un empoisonnement de notre organisme.

Ces substances toxiques vont nuire au fonctionnement normal de notre organisme et ne devraient pas être ingérées puisqu'elles n'apportent aucun nutriment nécessaire à notre métabolisme.

Une intoxication devrait être involontaire et accidentel mais dans notre alimentation issue de l'industrialisation nous absorbons par l'intermédiaire de nos aliments et à notre insu des additifs, des colorants artificiels, des émulsifiants, des exhausteurs de goût, des stabilisateurs, des antioxydants chimiques, des agents de conservations...etc tous ces additifs sont ajoutés aux aliments soit pour les conserver ou améliorer leur texture et pour nous inciter à la consommation.

Dans nos pays industrialisés nous atteignons trop souvent le seuil de l'intoxination, nous sommes trop sollicités par la publicité et consommons des quantités trop importantes de viande, de produits laitiers et de produits à base de blé (contenant du gluten), cette surconsommation entraine une surcharge de toxines dans notre organisme qui se manifeste par de la fatigue chronique, des pathologies chroniques, des pathologies virales à répétition, des maladies cardio-vasculaires, du diabète de type 2, du surpoids voire de l'obésité. Ces troubles apparaissent de plus en plus chez les adolescents et les jeunes adultes.

L'alimentation du 21ème siècle comporte des produits transformés, raffinés et des plats préparés en tout genre qui provoquent des fermentations intestinales et par conséquent un déséquilibre de la flore intestinale. Ces produits induisent un état toxinique et en se dégradant dans notre tube digestif fabriquent des purines : substances toxiques (par exemple l'acide pyruvique et les ptomaïnes).

Les produits raffinés comme le sucre blanc, le pain blanc et les pâtisseries industrielles sont dénués de leurs vitamines qui induisent des carences en vitamine essentielle comme la B et la C .
Il faudrait prendre conscience que l'homme est avant tout un fructo-végétarien, de part sa constitution anatomique (dentition et système digestif) et par sa constitution physiologique (besoin d' enzymes nécessaires à la dégradation des nutriments). Les produits transformés et raffinés ne sont pas adaptés à l'homme.

La plupart des additifs chimiques (conservateurs, colorants artificiels, exhausteurs de goût...) contenus dans notre alimentation sont consommés sans connaitre les conséquences qu' ils peuvent engendrer sur notre organisme, ni même les interactions qu'ils peuvent avoir entre eux. Certains additifs sont cancérigènes, d'autres modifieraient nos gènes et il faudrait se poser la question s'ils ne pourraient pas être un des facteurs responsables de l'apparition de maladies auto-immunes (spondylartrite ankylosante, psoriasis, sclérose en plaque, fibromyalgie..) de plus en plus nombreuses.

LA PEAU : une voie d'entrée des toxiques :

Les substances toxiques peuvent également passées par la peau qui est un organe poreux mais aussi un émonctoire , c'est à dire qu'elle a une fonction d'élimination des déchets normaux de notre organisme et de certaines substances odorantes mais elle a également une fonction dans la respiration La peau participe au rejet du gaz carbonique , elle régule la température corporelle, elle participe à la fabrication de la vitamine D à partir des rayons du soleil, elle a aussi une fonction dans le système hormonal (fabrication de la mélatonine)... et certainement d'autres fonctions que l'on ignore encore puisque tous les produits cosmétiques que l'on applique sur la peau peuvent être pour certains toxiques pour l'organisme.

LES VOIES RESPIRATOIRES : voies d'entrée des toxiques :

Les substances toxiques peuvent également être inhalées et pénétrer ainsi dans notre organisme par l'intermédiaire de la respiration , par le nez ou par la bouche puis à travers les bronches et bronchioles reliées à de multitudes capillaires sanguins , ainsi les toxiques arrivent dans la circulation sanguine et vont être redistribués dans nos organes et notamment le foie et les reins.

LA CURE DE DETOXICATION BIANNUELLE :

La détoxication va permettre à notre organisme de rejeter les toxines qui ont été accumulées soit par une alimentation trop acidifiante et/ou par la prise de médicaments, celle-ci va s'effectuer par l'intermédiaire de nos émonctoires qui sont nos organes d'élimination des toxines.

Il est préférable de pratiquer 2 cures de détoxication par an : une au printemps en raison de la surconsommation de protéines et de glucides en hiver et une autre en automne en raison de la diminution de l'ensoleillement (diminution de la formation de la vitamine D) .

Tout d abord nous allons voir l'équilibre acido-basique :
Le sang a un pH qui est neutre c'est à dire qu'il est de 7,35 environ et notre métabolisme doit faire en sorte qu'il n'y est pas de variation pour éviter la maladie.

Nous sommes confrontés en permanence à des éléments acidifiants : le stress, la pollution, la viande, l'alimentation raffinée, les boissons sucrées, le café, le thé ou les aliments transformés.

L'alimentation est le principal facteur acidifiant de l'organisme car certains aliments en se dégradant fabriquent des acides. Quotidiennement les apports en aliment acides sont trop importants et nos systèmes d'élimination ne peuvent plus les prendre en charge, favorisant l'acidose tissulaire et la déminéralisation.

Nous devons rétablir sans cesse notre équilibre acido-basique c'est à dire faire en sorte que notre pH sanguin soit le plus proche de 7 pour éviter d'être malade.

Acidification de l'organisme

Certains troubles peuvent être déclenchés ou aggravés par une acidité tissulaire, parmi lesquels : fatigue, nervosité, dépression, douleurs, sensibilité aux infections, acidité gastrique, calculs rénaux et vésicaux, sécheresse et irritations cutanées, mycoses, cheveux et ongles dévitalisés, troubles musculaires (crampes…), osseux (ostéoporose), inflammations articulaires, intestinales, génito-urinaires…

Mesure de l'acidité

Nous l'avons vu précédemment le pH est l'unité de mesure de l'acidité ; sur cette échelle allant de 0 à 14, le 7 indique l'équilibre entre les acides et les bases, il est donc neutre.

Plus le pH est petit (de 0 à 7), plus il est acide ; plus le pH est grand, plus il est basique (de 7 à 14).

Pour évaluer l'acidose, il suffit de contrôler le pH urinaire à l'aide de bandelettes de papier réactif, 3 fois par jour (sur les deuxièmes urines du matin et avant le repas de midi et avant le repas du soir), pendant 8 à 15 jours consécutifs.

<u>Si les valeurs trouvées sont constamment inférieures à 7, cela traduit une surcharge de l'organisme en déchets métaboliques acides appelée : acidose.</u>

ELIMINATION DES TOXINES :

Pour éliminer les toxines qui sont des acides organiques générés par la vie quotidienne, le corps doit les neutraliser à l'aide de minéraux et d'oligo-éléments alcalins produisant ainsi des composés neutres. Cette action est naturelle et ne pose normalement aucun problème si la quantité d'acides organiques reste normale. Mais les sels minéraux et les oligo-éléments étant très rares dans notre alimentation , si les acides organiques sont en grande quantité , le corps va donc puiser les minéraux et oligoéléments dans les dents, os, cartilage, cuir chevelu, ongles, peau, vaisseaux, sang. Apparaissent ainsi des carences provoquant caries, troubles organiques et fonctionnels , diabète, anémie…

<u>LES EMONCTOIRES :</u>

Afin d'éliminer nos toxines et nos déchets organiques nous disposons d'organes d'élimination que nous appelons émonctoires, les principaux sont : les reins, les intestins, le foie, la vésicule biliaire, les poumons, la peau.

Le foie est le plus important, il neutralise les substances toxiques contenu dans le sang et le filtre de ses déchets.

Les reins filtrent en permanence les déchets présents dans le sang les rejetant dans les urines. S'il existe une surcharge une partie des déchets va rester dans le sang et une autre partie va s'accumuler dans les reins formant des cristaux : les fameux calculs urinaires.

La peau élimine la sueur par les glandes sudoripares et le sébum par les glandes sébacées. Par sa surface étendue la peau libère l'organisme d'une quantité importante de toxines.

Les voie respiratoires éliminent principalement les déchets gazeux surtout le gaz carbonique. Lorsqu'une personne ne pratique pas d'activité physique ou si elle est trop sédentaire, le gaz carbonique ne sera pas suffisamment éliminé et nos organes s'intoxiquent.

Nous possédons également de quatre émonctoires secondaires mais plus difficiles à drainer :
- les glandes salivaires,

- l'utérus,

- les glandes lacrymales,

- les amygdales : véritables réserves de déchets provoquant des amygdalites. Il suffit de les vider régulièrement et de pratiquer des gargarismes pour éliminer tous les déchets accumulés.

Les protéines que nous consommons en se dégradant produisent des acides (notamment de l'acide urique) et des toxines transformés et éliminés par les reins et la peau. Ce processus naturel doit s'exercer sans encombre, mais, lorsque la densité de toxines et la quantité d'acide deviennent trop importantes, l'organisme ne peut plus les éliminer et viennent se déposer dans certains endroits du corps comme la cellulite. Ces toxines et l'acide urique peuvent envahir des lieux plus dangereux pour l'organisme c'est à dire les articulations et finalement certains organes.

Les toxines accumulées deviennent les « déchets résiduels ». La présence croissante de ces déchets encrasse petit à petit l'organisme.

Les courbatures, le raidissement, les rhumatismes et l'arthrite sont les signes les plus parlants et parfois, les plus douloureux, de cet encrassement.

LES DECHETS :

Les reins et les poumons sont plus spécialisés dans l'élimination des déchets acides, il existe chimiquement deux types d'acides:
<u>Les acides dits "volatils"</u>, (ou "faibles"). Ce sont les acides citriques, oxaliques, pyruviques, acétylacétique qui proviennent principalement de la <u>dégradation des protéines végétales</u> et se transforment en acide carbonique, celui-ci est éliminé par les <u>poumons</u> sous forme de gaz carbonique. Leur élimination est facile et rapide.

<u>Les acides dits "non-volatils"</u> (ou "forts") : Ce sont les acides uriques, sulfurique, phosphorique, qui proviennent de la <u>dégradation des protéines animales.</u> Ils sont éliminés par les <u>reins</u> et leur élimination est difficile et lente.

Par conséquent une alimentation riche en viande sera plus acidifiante qu'un régime végétarien. Une alimentation équilibrée comportera donc surtout des crudités, des légumes, des céréales, des légumineuses et des fruits.

Ceci concerne surtout les malades et les convalescents chez lesquels, ce type d'alimentation soulagera les reins dans leur travail d'élimination, permettant ainsi à l'organisme malade de retrouver sa capacité vitale.

L'ACIDOSE :

Elle est provoquée par une production excessive d'acides par l'organisme et par une élimination insuffisante de ceux-ci.
L'alimentation moderne est principalement responsable de cette acidose, trop riche en aliments acidifiants, trop pauvre en aliments alcalinisant, trop raffinée, trop cuite, mais aussi interviennent le stress et le manque d'exercice physique.

L'ensemble de la population serait donc aujourd'hui en acidose (excès d'acide dans l'organisme).

Quels troubles ou quelles maladies cela peut-il produire ?

De nombreux symptômes sont liés à un excès d'acide dans l'organisme.
On peut observer : une fatigue chronique, surtout le matin, une tendance aux infections virales (rhinites, sinusites, otites, bronchites…), à la frilosité, à la nervosité, à l'irritabilité, à l'hyperémotivité, une peau sèche, des démangeaisons cutanées, les ongles cassants, les dents déchaussées, la colite, des crampes, des douleurs articulaires, l'ostéoporose, des calculs biliaires et rénaux…

L'équilibre acido-basique est fondamental pour optimiser sa forme, préserver ou améliorer sa santé. L'acidification de l'organisme a des conséquences sur la santé et sur notre système métabolique.

Comment soulager un terrain acidifié ?

La correction de l'alimentation est l'essentiel de la détoxication, car la plupart des acides proviennent des aliments générateurs d'acide.

Il sera tout d'abord nécessaire d'arrêter l'apport en aliments acidifiants, en particulier les aliments riches en protéines et en glucides mais qui représentent les aliments de base de notre alimentation ; il n'est donc pas possible de les supprimer mais de modérer leur consommation en fonction de nos besoins, de notre âge et de notre sexe (20 g de protéines par jour suffisent pour un adulte de taille moyenne ayant une activité normale)

20 g de protéines animales sont disponibles dans :

- 100 g de viande ou de volaille
- 100 g de poisson
- 2 tranches de jambon
- 3 œufs
- 100 g de moules (sans leur coquille)
- 4 yaourts nature
- 250 g de fromage blanc à 20%
- 70 de gruyère ou emmental ou comté

20 g de protéines végétales sont disponibles dans :

- 300 g de haricots secs cuits
- 250 g de lentilles cuites
- 250 g de pain complet
- 180 g de tofu (soja)

Les aliments alcalinisants sont pour la plupart des fruits et des légumes, ils fournissent les bases nécessaires à la neutralisation des acides et rééquilibre le bon fonctionnement de l'organisme.

Certains aliments sont acides au niveau du goût mais ne sont pas acidifiants :
- les yaourts,
- le fromage blanc,
- les fruits rouges,
- le citron, l'orange, la mandarine
- les abricots,
- la tomate,
- les jus de fruits.

Vous comprenez qu'il est nécessaire de consommer principalement des aliments alcalinisants lorsque vous ferez votre cure de détoxication.

Vous trouverez sur la page suivante une liste d'aliments acidifiants, alcalinisants et neutres qui vous permettra de faire vos choix d'aliments pour votre cure de détoxication et par la suite pour votre programme acido-basique.

Aliments acidifiants	Aliments alcalinisants	Aliments neutres
- la viande - la volaille - la charcuterie - le poisson	- <u>Légumes féculents</u> : pommes de terre, topinambours, manioc	- Le melon, la pastèque, - yaourt nature écrémé
- les fruits de mer - le blanc d'œuf - les produits laitiers sauf le yaourt nature	- <u>Légumes racines</u> : betterave, carotte crue, céleri-rave, navet, panais radis, rutabaga, salsifis	
- les corps gras d'origine animale - le beurre - les graisses durcies - Vinaigre, moutarde, poivre	- <u>Légumes bulbes</u> : ail, oignons, poireaux - <u>Légumes verts</u> - Légumes salades - <u>Fruits</u> doux : banane, pomme douce	- Sucre intégral
- les céréales surtout raffinées, - le sucre blanc - les pâtisseries et sucreries - pain, pâtes - les légumineuses	- Les fruits acides ou agrumes : oranges, citron pamplemousse, ananas, ananas, grenade - Fruits mi-acides : fraise, cerise pêche, poire, raisin, framboise, groseille - Les fruits secs (dattes...)	
- les fruits oléagineux sauf les amandes - Prune et abricot Rhubarbe, oseille	- Les amandes - Les châtaignes - Le soja - Le sésame - Le maïs	
- le café, le thé noir, le cacao	- Les herbes aromatiques	
- l'alcool : vin, cidres, les bières	- Les eaux minérales alcalines (pH+7) - le thé vert	

ATTENTION aux exceptions :

Certains légumes comme l'asperge, l'artichaut et les choux de Bruxelles sont producteurs d'acides. L'asperge est un germe, l'artichaut et les choux de Bruxelles sont des fleurs. Ils doivent être consommés en association avec des aliments fortement basiques comme les pommes de terre ou les châtaignes. Il faut les éviter chez les malades.
Les légumes secs ou légumineux sont généralement acidifiants sauf le SOJA qui est basique.

Parmi les noix généralement basiques, nous trouvons l'arachide qui est fortement acidifiante à cause de sa richesse en acide urique. Ainsi le beurre d'arachide et l'huile d'arachide sont de forts producteurs d'acides.

On trouve différentes méthodes de détoxication :

- <u>Le jeûne</u> : c'est la privation totale de nourriture pendant plusieurs jours. C'est une méthode, qui, à mon sens ne respecte pas les besoins vitaux et nécessaires au métabolisme de base. L'organisme pratique un jeûne physiologique la nuit indispensable pour certaines fonctions métaboliques (système hormonale, élimination, mise au repos des organes...) mais celui-ci ne dure que quelques heures.

Le jeûne de plusieurs jours peut être parfois conseillé par certains Naturopathes et Hygiénistes , en effet il serait bénéfique pour l'organisme malade, en mettant notre système digestif au repos il réactiverait nos cellules.

Mais dans tous les cas , si vous pratiquez un jeûne faites vous accompagner toujours par un professionnel de cette méthode et uniquement pendant quelques jours 2 à 3 jours suffisent.

<u>LES DIETES</u> : du latin « diaeta » signifiant le régime de vie , la manière d'utiliser tout ce qui est nécessaire à la vie et par extension le régime qui consiste à l'abstention de certains aliments.

- <u>Les différents régimes restrictifs :</u>
    * les régimes par restriction des quantités : on consomme toutes les catégories d'aliments mais en diminuant les portions : le régime pesé, le régime basse calorie, le régime par suppression d'un repas par jour,
    * le régime composé de 3 aliments par repas choisis selon les goûts,
    * le régime par restriction d'une catégorie d'aliment: le régime végétarien, végétalien ou fructo-végétarien.

Les régimes restrictifs ne correspondent en aucune façon un moyen de détoxifier l'organisme mais de diminuer surtout l'apport calorique ou l'apport de certaines catégories d'aliments. Ces régimes doivent être déterminer en fonction de l'âge, du sexe et de l'activité physique.

- <u>LA MONO-DIETE</u> : consiste à ne consommer qu'une seul catégorie d'aliment et à volonté pendant plusieurs jours et à n'importe quel moment de la journée.

Cette méthode ne respecte pas les besoins physiologiques de l'organisme et ne respecte pas la chronobiologie. Les adeptes de cette méthode prônent le fait que la digestion est réduite à l'extrême et il y aurait par conséquent un gain de force réalisé qui serait utilisé pour l'auto-lyse c'est à dire la destruction des toxines, leur élimination et la régénération tissulaire.

Mais attention à bien choisir vos aliments pour pratiquer votre mono-diète et ne la pratiquez que pendant quelques jours (3 jours suffisent).

*Surtout ne pratiquez pas de mono-diète à partir de produits protéinés comme la viande ou les œufs , ce qui provoquerait des troubles digestifs et la production importante d'acide urique qui est une toxine !**

Il existe plusieurs sortes de mono-diètes :

- la mono-diète aux légumes : en jus crus pour conserver les vitamines ou en soupe,on choisira principalement des légumes riches en fibres , les faire cuire à l'étuvée pour en confectionner des soupes .

*On prendra les jus à la cuillère pour être davantage rassasié.

- la mono-diète aux jus de fruits ou en compote : on choisira des fruits crus pour les jus et ainsi les vitamines seront conservées.

A noter que la mono-diète de fruits peut augmenter l'apport en fructose qui est un sucre et risque d' augmenter la glycémie (taux de sucre dans le sang) et par conséquent provoquer un diabète de type 2 ou l'accentuer s'il existe.

*On respectera les horaires physiologiques des repas.

Il est préférable de choisir des légumes et des fruits de saison et issus de l'agriculture biologique ou cultivés de son propre jardin en veillant à ne pas utiliser de pesticides.

Les fruits comme les légumes on la vu précédemment sont des aliments alcalinisant, ils permettent de dissoudre les acides des toxines et favorisent leur élimination à travers les émonctoires .

- La mono-diète aux céréales : la céréale la plus utilisée est le riz, mais n'oublions pas que le riz et les céréales contiennent environ 7 à 12 % de protéines végétales et 70% de glucide et sont classées dans les aliments acidifiants.

Si vous consommez uniquement du riz ou d'autres céréales vous risquez de provoquer une acidose par un déficit d'aliments alcalinisants et par un apport important en glucides et en protéines végétales celles-ci en se dégradant fabriquent des acides. D'autre part les céréales contiennent uniquement des vitamines du groupe B mais ne contiennent pas de vitamine C qui est un excellent antioxydant. Cette mono-diète pourrait provoquer une carence en vitamine.

Les mono-diètes sont pratiquées uniquement sur des personnes qui ont une bonne capacité vitale, il est bon de faire pratiquer un Bilan Complet auprès d'un Naturopathe Hygiéniste avant de commencer une mono-diète. Elles ne doivent pas dépasser quelques jours , 3 jours sont suffisants.

LA CURE DE CITRON:

La cure de citron est un excellent moyen de corriger, chez un organisme sain, une acidose chronique. Le citron est un fruit particulièrement riche en acide citrique, mais il n'est pas acidifiant pour l'organisme. Il est surtout très riche en sels minéraux. Lors de l'absorption du jus de citron, l'acide citrique est très rapidement éliminé par le poumon en acide carbonique, et seuls les sels minéraux restent présents dans l'organisme rendant le milieu alcalin.

La cure de citron n'est pas <u>à conseiller chez une personne souffrant de faiblesse métabolique (diabète par exemple) ou</u> présentant une faiblesse des émonctoires (insuffisance rénale par exemple).

En cas de faiblesse métabolique , les acides ne seraient pas transformés en bases minérales ; l'excès d'acide citrique provoqué par la cure ne serait pas oxydé, et non transformé ce qui pourrait être responsable d'une déminéralisation.

A mon sens la cure de citron est trop restrictive et ne respecte pas les besoins physiologiques de l'organisme. Mais consommez du jus de citron en quantité raisonnable lors d'une cure de détoxication est une bonne chose mais ce ne doit pas être la seule source alimentaire.

<u>Pratiquez une détoxication deux fois dans l'année</u> au changement de saisons c'est-à-dire au PRINTEMPS et en AUTOMNE me paraît essentiel pour relancer votre capacité vitale et permettre à votre organisme de maintenir une bonne santé mais pas à n'importe quel prix , ni sacrifice alimentaire, vous devez respecter votre métabolisme de base tout en mettant en veille votre système digestif pour que vos émonctoires éliminent vos toxines.

<u>Pourquoi 2 Cures de Détoxication annuelles :</u>

Une première cure de détoxination sera favorable à l'arrivée du printemps, en effet durant l'hiver nous augmentons notre consommation de protéines animales et de glucides entrainant une surcharge de déchets en acide urique. Une deuxième cure sera favorable au début de l'automne, période de l'année où l'organisme subit une diminution de l'ensoleillement (moins de fabrication de la vitamine D) et où il peut être vulnérable à ce changement, ainsi on préparera le corps pour éviter les pathologies virales de l'hiver.

Il sera nécessaire de connaître vos pathologies éventuelles avant une cure de détoxication pour ne pas solliciter des organes engorgés comme par exemple en cas de lithiase urinaire (présence de calculs dans les voies urinaires) il faudra traiter cette lithiase avant de pratiquer votre Cure de Détoxication. Si votre organisme a été « malmené » par des traitements de chimiothérapie ou si vous avez un faible poids voire une maigreur suite à une pathologie, alors dans ces cas vous devrez pratiquer une Cure de Revitalisation et un Régime acido-basique .

En Naturopathie on ne sollicite jamais un organe s'il est engorgé on pratique une dérivation c'est-à-dire que l'on sollicite un émonctoire secondaire.

Nos émonctoires éliminent donc nos déchets issus de notre métabolisme cellulaire et ceux issus de la dégradation des aliments et des toxiques contenus dans notre alimentation , il existe 2 sortes de déchets les colles et les cristaux.

LES COLLES :ce sont des déchets non solubles dans les liquides, ce peut être par exemple des glaires lorsque l'on se mouche , des matières issues d'infections cutanées, des sécrétions bronchiques et des mauvaises graisses comme le cholestérol.

Les « colles » proviennent principalement de la transformation et de la dégradation des glucides et de la surconsommation de pain, de céréales et de graisses .
« Les colles » sont éliminées par les émonctoires principaux : les intestins par les selles , le foie et la vésicule biliaire par la bile , les glandes sébacées de la peau par le sébum.

Si un des émonctoires est engorgé et n'élimine pas suffisamment les « colles » il faudra le mettre au repos et ce sont les voies respiratoires ou l'utérus qui prendront le relais.

Les maladies d'accumulation de « colle » ou maladies colloïdales ne sont pas douloureuses mais augmentent l'écoulement et l'accumulation des déchets, par exemple les rhumes, les bronchites, les sinusites, l'excès de mauvais cholestérol dans le sang …

La source de cette accumulation de « colles » : la surconsommation de glucides , d'amidon, de graisses surtout les graisses saturées (d'origine animale)

CONSEILS EN CAS DE SURCHARGE EN DECHETS DE « COLLE » :
- diminuer ou supprimer les aliments responsables,
- favoriser leur élimination par les émonctoires .

Les colles étant non solubles, elles ont tendance à s'accumuler dans la lymphe. Si l'on diminue pendant 2 jours notre consommation en eau ainsi l'organisme va puiser du liquide dans la lymphe pour maintenir le volume sanguin normal et de ce fait les colles seront transportés par le liquide de la lymphe et seront ainsi drainer jusqu'aux émonctoires. Ensuite on hydrate suffisamment son corps pour favoriser l'élimination.

Et vous pouvez stimuler cette élimination par une complémentation, le choix des plantes sera déterminer selon votre cas :

- de plantes laxatives,
- de plantes favorisant l'activité hépato-biliaire
- ou de plantes favorisant l'expectoration bronchique.

LES CRISTAUX : ce sont des déchets solubles dans les liquides, ils sont éliminés par les émonctoires essentiels : <u>les reins et les glandes sudoripares de la peau et vont se dissoudre dans l'urine et la sueur</u>.

Les cristaux sont les déchets de la transformation des protéines telles que la viande, le poisson, les œufs, les produits laitiers, les légumineuses et les céréales et du sucre blanc raffiné.

Les cristaux sont composés d'acide urique et d'urée.

Si un des émonctoires est engorgé pour éliminer les cristaux notre organisme va faire appel à un autre émonctoire qui peut être les voies respiratoires. Dans la normale les reins et les glandes sudoripares suffisent pour éliminer les cristaux dans le cas contraire on risque de voir survenir certaines pathologies inflammatoires.
S'ils ne sont pas éliminés correctement ces cristaux peuvent s'accumuler et provoquer des maladies douloureuses telles que <u>les rhumatismes, les calculs rénaux</u> et certaines formes d'eczéma.

CONSEILS EN CAS DE SURCHARGE EN DECHETS DE CRISTAUX :

- boire beaucoup d'eau alcaline, 2L environ,

- supprimer ou diminuer les aliments responsables,

- complémenter avec des plantes diurétiques,

- complémenter avec des plantes sudorifiques,

- pratiquer le sauna,

- diminuer les aliments pourvoyeurs de déchets en cristaux principalement toutes les sources de protéines animales.

Vous débuterez votre <u>Cure de détoxication</u> <u>à la mi-mars</u> en commençant par détoxifier votre foie en consommant des salades de pissenlit, du radis noir, des infusions d'Aubier de Tilleul, en même temps vous vous dépolluerez des métaux lourds avec une algue comme la chlorella pyrenoidosa.

Vous accentuerez vos diurèse par des légumes et des plantes diurétiques et drainantes pour éliminer l'acide urique : la Reine des Près, la Piloselle, la Queue de cerise.
Ensuite <u>en mai</u> vous aurez besoin de régénérer et de revitaliser votre corps avec un <u>Programme de revitalisation</u>, des fruits et légumes riches en vitamines et des plantes comme l'ortie reminéralisante, le jus de noni et des oligoéléments sélectionnés, en même temps reconstituez votre flore intestinale avec un apport en probiotiques et pour aider en douceur l'évacuation des déchets intestinaux préparez des infusions de guimauve et d'angélique.

Vous trouverez un exemple de **Cure ou Programme de détoxication** respectant notre métabolisme de base et nos différents besoins en nutriments essentiels.

**Attention : ne pas pratiquer de cure de détoxication si vous manquer de force vitale il vous faudra pratiquer en premier lieu une Cure de revitalisation que nous verrons par la suite.

EXEMPLE de Programme de détoxication de printemps d'une semaine :

Petit déjeuner 6H30 à 8H :

- fruit(s) de saison + 1 crème végétale (amande, soja)
- + 3 à 4 cuillères à soupe de flocons de maïs
- + 1 infusion : Queues de cerise , cassis feuilles, frêne (mélange en partie égale faire infuser 5g / tasse 10mns dans de l'eau bouillante)

- Dans la matinée en infusion ou en gélule, plantes drainantes : Aubier de Tilleul - Queues de cerise - Cassis feuilles
  ou 1 Jus de citron Bio dans1 verre d'eau minérale alcaline (pH+7)

Déjeuner du midi : 11H30 à 12H30

- Salade et crudités :pissenlit, batavia, laitue, feuilles de chêne, fenouil, radis noir + Assaisonnement : huile de colza ou tournesol / olive + ½ jus de citron + parsemé de graine de sésame ou d'amandes
- + légumes verts de saison cuits à la vapeur légèrement croquants
- + 2 pommes de terre ou topinambours ou manioc ou panais
  ou 100 g de tofu

Goûter (16h – 17 h): 1 fruit + infusion de plantes drainantes :
Aubier de Tilleul - Reine des Près - Cassis feuille

Diner (18H30/19H30)**:**

- légumes verts de saison ou soupe de légumes vert à volonté
- + 3 cuillères de tapioca ou 1 pommes de terre
- + 1 crème végétale (amandes , soja)
  vers 21 h prenez une infusion de guimauve et d'angélique

- Boire ½ verre d'eau pendant les repas . Boire à volonté dans la journée
- BIEN MASTIQUER LES ALIMENTS

Pratiquer la respiration abdominale ou la cohérence cardiaque (voir chapitre sur les Techniques de relaxation)

Pratiquer une activité physique quotidienne : marche , vélo, natation et si possible pratiquer un sauna par semaine (si vous n'avez pas de pathologie cardio-vasculaire)

Lors de votre cure de détoxication respecter **la chronobiologie** qui consiste à adapter notre alimentation aux rythmes biologiques c'est à dire respecter les horaires des repas en fonction du métabolisme du corps.

En pratique, on peut consommer le matin des glucides et des fruits, le midi des protéines végétales alcalines avec des légumes et le soir des légumes féculents avec des légumes verts. (voir la liste des aliments alcalins)

Lorsque l'organisme est acidifié, il est préférable d'éviter de consommer les aliments acides le matin surtout pour les personnes affaiblies par leur maladie, et, lorsqu'il fait froid il est préférable d'éviter les aliments acidifiants le soir en effet la consommation d'aliments acidifiants le soir perturbe la bonne élimination des acides par le rein durant la nuit.
En effet, le métabolisme est diminué le matin et lorsqu'il fait froid.

C'est durant la nuit que le *mésenchyme restitue les molécules acides qu'il a stockées durant la journée, pour qu'elles soient éliminées par le rein. Cela se fera d'autant mieux que le repas du soir sera léger et peu acidifiant, il sera pris le plus tôt possible entre 18h30 et 20h maximum (respecter la chronobiologie notre horloge biologique).

*LE MESENCHYME :

On appelle "MESENCHYME" (ou "liquide extra-cellulaire non circulant") le tissu de soutien dans lequel baigne les organes sa structure tissulaire est liquide. Son rôle de tissu de soutien est bien connu et contribue aux échanges entres les organes. Il permet la respiration cellulaire, l'alimentation et l'hydratation des tissus et l'élimination des déchets du métabolisme cellulaire.

Mais son activité physiologique est beaucoup plus large. L'organisme se comporte en effet comme un producteur d'acide. Si cette production n'aboutit pas aux formes d'acides éliminable (par exemple par manque de vitamine et d'oligo-éléments), ou s'il y a une surcharge de l'acidité totale (acides provenant de l'alimentation + acides provenant de la vie cellulaire), cette excès est alors expulsé dans les tissus conjonctifs des organes pour y être stocké et par conséquent des troubles apparaissent.

Le mésenchyme est donc le plus important SYSTEME TAMPON de l'organisme. Sa structure particulière lui permet de se comporter comme une une sorte d'éponge qui entrepose les déchets métaboliques acides. La journée la surcharge d'acidité est importante, elle résulte de l'apport alimentaire et de l'activité physique. Pendant la nuit, les deux sources productrices d'acide cessent et c'est pendant le sommeil que le mésenchyme rejette les déchets métaboliques acides qu'il a stocké pendant la journée.

La composition et la nature des aliments du repas du soir doit prendre en compte ce phénomène nocturne de rejet métaboliques des acides afin de soulager les organes d'élimination dans leur rôle de détoxication. **Le repas du soir** sera donc pris le plus tôt possible, il sera léger et ne comportera pas de protéines animales excepté 1 yaourt contenant des probiotiques ou ferments lactiques.

Si le repas du soir est pris trop tard et s'il est trop abondant, l'appétit manquera le matin. Un repas trop copieux, et trop riche perturbe le sommeil en imposant une surcharge du travail au système digestif et aux organes d'élimination, pendant la nuit.

<u>Le foie :</u> un organe important dans la détoxication
Le foie aurait, nous disent les physiologistes, plus de 800 fonctions ! C'est un organe-clé. Il draine 1,5 litre de sang à la minute qu'il renvoie au cœur par la veine cave. Il rejette les toxines dans la bile, il transforme l'ammoniaque, il stocke le glucose en excès, dégraisse les acides gras, assure la synthèse du cholestérol (essentiel à nos hormones sexuelles), décompose les protides en acides aminés utilisables, synthétise les protéines plasmiques, stocke les vitamines A, D, K, B et le fer.

Pendant votre cure ou programme de détoxication mangez des feuilles de pissenlit, <u>c'est un bon dépuratif du foie ,</u> elle stimule les fonctions hépatiques, draine la vésicule biliaire et favorise l'élimination de l'acide urique par les reins.
La feuille de pissenlit se mange en salade, si vous pouvez la cueillir en campagne loin des bords de route ou bien l'acheter sur les marchés. C'est typiquement la salade de printemps, apéritive et digestive.

Pour favoriser votre cure de détoxication vous pouvez compléter votre alimentation par des plantes drainantes, détoxifiantes et dépuratives.

VOICI QUELQUES PLANTES DRAINANTES ET/OU DETOXIFIANTES :
Le choix des plantes dépendra de vos besoins et de vos troubles, vous trouverez différentes formes : gélule ou infusion ou encore en ampoule.

- ***l'artichaut (la feuille)** : augmente la sécrétion de la bile qui permet d'activer les mouvements intestinaux et favorise ainsi l'évacuation des matières fécales, l'artichaut stimule la régénération des cellules du foie lorsque elles sont en présence de toxines,

*Ne doit pas être utilise en cas d obstruction des voies biliaires

- **la reine des près** : détoxifiante et diurétique , elle favorise l'élimination de l'excès d'eau dans les cellules , elle a d'autres fonctions anti-inflammatoire et analgésique (utilisée dans les rhumatismes et les douleurs articulaires),

- **La feuille de cassis** : elle favorise l'élimination de l'acide urique et a des propriétés anti-inflammatoires (utilisée aussi dans l'arthrose),

- **le desmodium :** plante utilisée en médecine ayurvédique, régule et draine le foie,

- **la bourdaine** : laxatif léger en augmentant les mouvements intestinaux et il facilite l'évacuation de la bile et de ses déchets ,

- **la mauve** : laxatif doux non irritant et antispasmodique,

- **la chlorella pyrenoidosa :** une algue reconnue pour ses capacités à drainer en particulier les métaux lourds,

- **l'aubier de tilleul :** excellent pour nettoyer les reins , vous le trouverez sous différentes formes en gélules , en ampoule ou en bâtonnets avec lesquels vous ferez une décoction (30g/litre d'eau faire bouillir et infuser 15mns) et boire 1 litre dans la journée,

- **l'ortie : puissant dépuratif** , régénérateur du sang, tonique fortifiant, anti-asthénique, anti-anémique, stimulant général et même anti-rhumatismal. C'est une plante adaptogène pourvoyeuse de vitamines, de fer et de silice. Sa racine reminéralisante aide même à stimuler la pousse des cheveux, des ongles et la vitalité de la peau

- **L'orthosiphon :** diurétique , élimination des chlorures, de l'urée, de l'acide urique, lutte contre les calculs rénaux,

- **La Queue de cerise :** stimule l'élimination urinaire et digestive des toxines , elle est très efficace contre la rétention d'eau,

- **la piloselle :** également diurétique et favorise l'élimination des chlorures accumulées dans les tissus , elle stimule également le foie en augmentant la sécrétion biliaire,

- **le jus de noni (morinda citrifolia)** originaire des Iles du Pacifique, de la Polynésie, de l'Asie et de l'Australie. Ce fruit est composé d'un nombre impressionnant de minéraux, vitamines, oligoéléments qui permettent de suppléer à de nombreuses carences.

- Le noni contient également une molécule rare : la proxéronine qui permet la fabrication de la xéronine qui est une molécule alcaline métabolisée par nos cellules, elle permet aux nutriments de pénétrer plus facilement dans les cellules. La xéronine revitalise l'organisme en facilitant l'absorption des vitamines et minéraux.

- **Les feuilles de bouleau** : détoxifiantes et diurétiques, nettoient le sang en éliminant les déchets notamment l'acide urique, stimulent le métabolisme et revitalisent l'organisme.

- **Le boldo :** plante tonique du foie, en augmentant la sécrétion de la bile, facilite le transit intestinal.

    *le Boldo ainsi que toutes les plantes stimulant la sécrétion biliaire et son écoulement ne doivent pas être utilisées en cas d'obstruction des voies biliaires.

La Nature met à notre disposition un grand nombre de plantes pour détoxifier notre corps.

Lors d'une cure de détoxication il est nécessaire de respecter les besoins nécessaires à notre métabolisme de base, c'est à dire avoir une alimentation contenant les nutriments indispensables au remplacement des cellules usées, à la réparation cellulaire et aux besoins vitaux de l'organisme.
Veillez à ce que votre programme de détoxication contiennent les constituants de la matière vivante : de l'eau, des sels minéraux, des lipides, des glucides et des protéines « végétales » qui constituent à eux seuls la moitié de la matière organique de notre corps.

Pendant votre cure de détoxication vous pouvez complémenter votre alimentation en probiotiques ou bien consommez en petite quantité **des légumes ou des agrumes lacto-fermentés (choucroute ou citron confit)** fais maison ou issus de l'agriculture biologique. Après fermentation les légumes lacto-fermentés contiennent des bactéries lactiques saprophytes pour préserver votre flore intestinale. Cette méthode conserve les vitamines.

En effet les intestins sont des organes d'élimination (émonctoires) et nous devons en prendre le plus grand soin. En renforçant notre flore intestinale par l'apport en probiotiques nous favoriserons les échanges et la filtration des toxines, ils seront ainsi correctement éliminées et non redistribuées dans la circulation sanguine (via les nombreux capillaires de la parois intestinale).

L'intestin est l'émonctoire essentiel sur le tri des nutriments et des déchets

Les intestins (intestin grêle, gros intestin) et la muqueuse qui tapisse la parois intestinale sont des organes majeures pour notre équilibre et notre immunité.

Outre le fait de protéger la flore intestinale pour renforcer l'immunité et l'élimination des toxines, il faut souligner que la muqueuse intestinale contient des récepteurs sérotoninergiques et adrénalinergiques favorisant la sécrétion de la sérotonine (hormone du bien être) et de l'adrénaline (hormone du stress) ces deux hormones doivent être en équilibre dans l'organisme pour notre bien être général.

Ne vous est -il jamais arrivé d'avoir un « mal de ventre » dû à une émotion ou à une peur, ce sont ces récepteurs qui s'activent.

Vous pourrez voir plus précisément les fonctions et les rôles importants des intestins dans un chapitre suivant .

LE REGIME ACIDO-BASE :
Il s'agit d'un rééquilibrage alimentaire respectant l'équilibre entre l'apport en aliments acidifiants et en aliments basiques.
Ce régime est conseillé pour chacun de nous afin de préserver notre capital santé.
Voici un exemple page suivante de Programme alimentaire acido-basique nommé également régime acido-base.

Programme alimentaire acido-basique :

Petit déjeuner : 6H30/ 8H
- fruit de saison + 1 yaourt fait maison ou 1 crème végétale
- 1 bol de chicoré à l'eau ou avec boisson végétale (soja, amandes, quinoa, avoine) + 1 tranche de pain aux céréales (maïs, avoine, sarrasin, kamut, épeautre) + huiles végétales ou 3 à 4 cuillère à soupe de flocons de maïs soufflées + miel

- Dans la matinée prendre + 1 thé vert

Déjeuner du midi : 11H30 / 12H30
- 1 salade verte + crudités + *assaisonnement :1 c à soupe d' huile de lin ou de colza ou tournesol / olive + ½ jus de citron + 1 pincée de curcuma + 1 c à soupe de graines de sésame ou de pignons de pin

- 1 petite escalope de volaille ou 1 viande rouge 1 fois / semaine ou 1 filet de poisson (3 fois par semaine : thon, saumon , maquereau ou sardines) **ou** 180g de tofu ou 250 g (cuit) de légumes secs (légumineux) ou 1 « steak » de soja

- légumes variés de saison

- 1 crème à base de boisson végétale : amande, riz, avoine,soja (faite maison) ou 1 à 2 fois par semaine 1 part de comté affiné de plus de 3 mois

Goûter (15H30/16H30):
- fruit de saison
- 1 bol de boisson végétale + 2 c à soupe de céréales ou de flocons de mais soufflés

Diner : 18H30 /19H30
- 1 salade et crudités de saison + *assaisonnement
- légumes de saison cuit à la vapeur légèrement croquants
- faire cuire 30 g de riz ou quinoa ou polenta (semoule de mais) ou millet ou sorgho 2 à 3 pommes de terre ,
    - 1 yaourt ou 1 crème végétal : lait d'amandes , quinoa, avoine, soja *Choisissez des boissons végétales <u>complétées en lithothamnium (algue marine riche en calcium)</u>

Ajouter des herbes aromatiques : basilic, thym, romarin... des épices : curcuma ,safran...des oignons et des échalotes dans la préparation de vos plats.

Boire de l'eau alcaline (pH+7), un demi verre suffit pendant les repas
Boire à volonté entre les repas : eau ou infusions
Bien mastiquer les aliments

LA CURE DE REVITALISATION :

Elle se pratique après la cure de détoxication ou principalement chez une personne dévitalisée chez laquelle on ne peut pas pratiquer de cure de détoxication, par exemple chez une personne en état de maigreur ou en carence vitaminique.

Cette cure consiste souvent en apport de vitamines, d'oligo-éléments, de minéraux et d'acides gras essentiels . Elle est combinée avec un régime acido-basique.

La vitaminothérapie :

C'est le traitement par la supplémentation en vitamine(s) déficiente(s) à l'organisme.
Les vitamines agissent à doses infimes et sont apportées uniquement par les aliments , l'organisme est incapable de les fabriquer , elles ne fournissent pas de calories.

Les vitamines sont indispensables au corps humain et elles ont des rôles bien spécifiques et définis.

DIFFERENTES VITAMINES, LEURS ROLES ET LEURS PROVENANCES :

<u>Les vitamines liposolubles, elles sont solubles dans les corps gras , il s'agit des vitamines A,D,E,k :</u>

- Vitamine A : ou rétinol, elle intervient dans la croissance, la vision, les tissus et les muqueuses. Dans les œufs, les légumes, le beurre, la myrtille.

- Vitamine D : favorise la fixation du calcium dans les os et auraient bien d'autres fonctions dans les maladies inflammatoires et les dépressions. Une partie es t synthétisée sous l'action des rayons du soleil et l'autre partie par la consommation de poissons gras, jaune d'œuf, le foie, laine de mouton, huiles de poissons gras.

- Vitamine E : antioxydante , elle protège des substances toxiques et des déchets de l'organisme ou des toxines venant de l'extérieur. On la retrouve dans les huiles végétales et les oléagineux et la myrtille.

- Vitamine K : elle est indispensable à la coagulation sanguine . On la trouve dans les choux, épinards, les haricots verts, la viande, les œufs.

<u>Les vitamines hydrosolubles, elles sont solubles dans l'eau, il s'agit des vitamines C, B et PP :</u>

- Vitamine C : antioxydante, aide l'organisme à combattre les infections virales, participe à la réparation de certains tissus (os, vaisseaux , ligaments) augmente l'absorption du fer dans le sang. Présente dans tous les fruits (surtout les agrumes, les fruits rouges) et légumes crus .

- Vitamine B : elles sont nombreuses, B1 B2 B3 B5 B8 B9 et B12

* B1(thiamine) : participe au métabolisme des glucides et au bon fonctionnement du système nerveux et des muscles. On la trouve dans la levure de bière, germe de blé, les lentilles, le foie, le pain complet,
* B2 (riboflavine) : intervient dans le métabolisme des glucides et aussi des lipides et des protéines. Présente dans les œufs, les yaourts, fromage
* B3 ou PP (niacine) : agit également dans le métabolisme des lipides, des protéines et glucides . Présente dans la viande le poisson, les lentilles et le pain complet.
* B5 (acide pantothénique) : participe à la régénération de la peau et des muqueuses. Elle est présente dans la viande, le poisson et les œufs.
* B6 : participe au métabolisme des acides aminés (protéines) et à la synthèse de l'hémoglobine (transport de l'oxygène dans le sang) Elle est présente dans la levure de bière, germe de blé, la viande le poisson , les bananes, les haricots secs, les lentilles,
* B8 (biotine) : elle intervient dans le métabolisme des glucides, lipides et protéines . On la trouve dans les œufs, le foie , les champignons, les lentilles, la viande le poisson , le pain complet , le fromage, les yaourts
* B9 (acide folique) : elle intervient dans la formation du système nerveux du fœtus et en réduit le risque de malformation , elle participe à la synthèse des globules rouges. On la trouve dans les légumes verts à feuilles, légumes secs, les céréales et les fromages ;
* B12 (cobalamine) : participe à la synthèse des globules rouges et des protéines. Indispensable pendant la croissance des enfants. On la trouve dans le poisson, la viande les œufs, le foie.

Vous pouvez constater que les vitamines du groupe B ont un rôle prépondérant dans le métabolisme des glucides, des protéines et des lipides.

Les vitamines du groupe B sont présentes principalement dans les protéines animales mais aussi dans les légumes secs et les céréales complètes.

Le stress, la pollution, le tabac, l'alcool, le café, les médicaments, la chimiothérapie diminuent l'absorption des vitamines. Chez les personnes âgées également les vitamines et les minéraux sont mal absorbés au niveau intestinale et sont parfois manquantes dans leur alimentation.

Pour toutes ces raisons il est intéressant de déterminer les vitamines dont vous manquez et de rééquilibrer votre alimentation en vitamines et en minéraux. En effet les vitamines ont besoin de minéraux pour être absorbées.

L'avitaminose c'est le nom que l'on donne à certaines maladies dues à l'absence totale d'une vitamine en particulier : soit par une carence des apports alimentaires ou à une insuffisance d'absorption digestive (dans les maladies inflammatoires des intestins par exemple).
L'absence totale en vitamine C provoque le scorbut ;
L'absence totale en vitamine B1 provoque le béri-béri.
L'absence totale en vitamine D provoque le rachitisme.
L'absence totale en vitamine PP ou B3 provoque la pellagre.
Ces maladies de l'avitaminose par absence d'apport dans l'alimentation n'existent plus dans les pays industrialisés .

Ces pathologies se révèlent uniquement lorsqu'il 'y a une absence totale de consommation de fruits, de légumes ou de poissons gras ou d'œuf et/ou une absence totale d'exposition aux rayons du soleil (pour la vitamine D) ou lors de pathologies caractérisées par une mal-absorption digestive.

Mais ce n'est pas parce que les maladies de l'avitaminose ont disparues que vous ne manquez pas de vitamines. Dans les pays industrialisés une majeure partie de la population souffre de déficit en vitamines par une alimentation mal équilibrée et/ou mal adaptée et souvent de mauvaise qualité.

Concernant la vitamine D, les personnes qui vivent dans les pays ou le taux d'ensoleillement est faible manquent de cette vitamine, cela ne se manifeste pas par du rachitisme qui représente la maladie extrême due à l'absence totale de vitamine D mais par des troubles fonctionnels.
Le manque de vitamine D aurait une répercussion sur certaines pathologies inflammatoires, sur le système immunitaire, sur la dépression et aurait un retentissement sur certaines pathologies auto-immunes : fibromyalgie, spondylartrite-ankylosante, rhumatisme, maladies inflammatoires des intestins...

Toutes les vitamines sont indispensables à l'organisme, leurs rôles sont définis mais certains ne sont peut être pas encore identifiés. Lorsque vous manquez de vitamines votre corps et votre esprit ne fonctionnent pas de façon optimale et des dysfonctionnements apparaitront.

De nombreuses maladies pourraient être prévenues, ou guéries, avec de meilleurs apports en nutriments essentiels et en vitamines sélectionnées.
C'est pourquoi une alimentation riche en produits frais contenant des minéraux, des vitamines et des acides gras essentiels, complétée par un mode de vie sain, permettent d'améliorer la santé, de renforcer le système immunitaire, d'être moins souvent malade, de guérir plus vite, et de bénéficier de tous les avantages d'un corps et d'un cerveau plus performants.

LES VITAMINES SONT CONTENUES DANS LES ALIMENTS :

Nous avons besoin de toutes les vitamines pour que notre corps et notre cerveau fonctionnent de façon optimale, elles sont apportées par l'alimentation en faible quantité.

Les vitamines contenues dans les aliments sont biodisponibles car ils contiennent des oligo-éléments et des minéraux naturellement présents qui permettent l'absorption des vitamines.

En réalité, l'important n'est pas la quantité de vitamines que vous absorbez, mais celle qui se retrouve sous forme biodisponible pour votre organisme. C'est à dire qu'elles soient facilement absorbées et utilisées par l'organisme, ces vitamines sont présentes dans les fruits, légumes, végétaux, poissons, viande, œufs...

Si votre organisme manque de vitamines , ne consommez que des vitamines provenant de fruits, de légumes ou de céréales et non pas des vitamines de synthèse (chimiques). Par exemple pour la vitamine C préférez des extraits d'acérola qui est une baie naturellement riche en vitamine C.

Vérifiez la provenance des vitamines que vous absorbez.

Avant de vous supplémenter en vitamines je vous conseille d'établir un Bilan Complet sur vos besoins, revoir votre alimentation et votre hygiène de vie.

LA CURE DE STABILISATION :

Lorsque votre organisme est déchargé des toxines puis revitalisé , alors il vous faut trouver l'harmonie alimentaire.

C'est à ce moment que la Cure de stabilisation vous aidera à maintenir l'équilibre entre vos besoins physiologiques et vos dépenses énergétiques . Cette cure demande une hygiène de vie parfaite afin de préserver votre santé psychologique et vous épanouir sur le plan personnel, professionnel, familiale, enfin que votre vie n'altère en rien le bon fonctionnement de votre corps.

Pour se faire je vous propose d'adopter un régime acido-basique en palliant vos carences éventuels par la supplémentation en vitamines et minéraux .

EXEMPLE DE PROGRAMME DE STABILISATION :

A jeun : oligo-éléments sélectionnés d'après votre diathèse

Petit déjeuner : (6h30/ 8h)

- fruits de saison + 1 yaourt ou 1 crème végétale
- 1 bol de chicoré avec une boisson végétale (soja, amandes, quinoa, avoine...)
- + 1 tranche de pain aux céréales + huiles végétales ou 3 à 4 c à soupe de flocons de maïs soufflé + miel
    **Période automnale et hivernale : compléter votre alimentation en vit D (issu de la laine de mouton) et par de la vitamine C naturelle (acérola)

Dans la matinée prendre 1 thé vert ou 1 jus de grenade ou 1 jus de raisin surtout en automne, ces fruits contiennent des polyphénols antioxydants.

Déjeuner du midi : (11h30/12h30)

- 1 salade verte + crudités + 1 c à soupe d' huile de lin ou de colza ou tournesol, olive + ½ jus de citron + 1 pincée de curcuma + 1 c à soupe de graines de sésame ou de pignons de pin ou quelques amandes
- 1 petite escalope de volaille ou 1 viande rouge 1 fois / semaine ou 1 filet de poisson (3 fois par semaine saumon, thon, maquereau ou sardines) **ou** 2 œufs ou 180 g de tofu ou 1 galette de soja ou 250g de lentilles ou haricots secs
- + légumes variés de saison

- + 1 crème végétale (amande,riz) ou 1 à 2 fois par semaine 1 part de comté affiné de plus de 3 mois
  * vous pouvez compléter votre alimentation en levure de bière riche en vitamine du groupe B

Goûter (16h-17h): un fruit de saison
- + 1 bol de boisson végétale + 2 c à soupe de flocons de maïs (cornflakes)

Diner : (18H30/19H39)
- 1 salade verte et crudités + assaisonnement
  - + légumes de saison
  - <u>+ faire cuire 30 à 50 g</u> de riz , ou quinoa ou polenta (semoule de mais) ou millet ou sorgho ou 2 à 3 pommes de terre
    ou légumineuses (haricots secs, lentilles)
- Ajouter des herbes aromatiques dans votre cuisine : curcuma, curry safran , basilic, thym... ail, oignons, échalotes
- 1 yaourt ou 1 crème végétal : lait d'amandes , quinoa, avoine <u>complété en lithothamnium (algue marine riche en calcium)</u>

- Boire une eau alcaline et ½ verre par repas suffit
- Boire entre les repas : eau, thé vert, thé rooibos ou infusions de cassis feuilles, de camomille, de mélisse, d'anis vert
- Bien mastiquer les aliments

Pratiquer la respiration abdominale ainsi qu'une relaxation : yoga, sophrologie ou méditation

Pratiquer une activité physique 3 fois par semaine : marche, vélo, natation... sport adapté à votre tempérament.

COUCHER : 22h/22H30

QUELQUES CONSEILS D'HYGIENE VITALE :

- Avoir une alimentation en quantité suffisante et de bonne qualité comprenant tous les nutriments et les groupes d'aliments nécessaires au bon fonctionnement de l'organisme pour le renouvellement cellulaire et l'élimination des déchets,

- avoir un apport calorique suffisant pour prévenir l'obésité ou la maigreur,

- privilégier l'apport en protéines végétales par rapport aux protéines animales.

- privilégier les graisses insaturés et graisses polyinsaturés issues d'huiles végétales de première pression à froid,

- consommer quotidiennement des fibres végétales,

- consommer des yaourts bio (faits maison de préférence), et du lait fermenté,

- réduire sa consommation de sel

- consommer largement des légumes variés et ceux de la famille des choux, et ceux riches en bêta-carotène (généralement les végétaux de couleur vert-sombre ou jaune-orangé).

- réduire la consommation de sucres rapides et d'amidons,

- consommer des céréales complètes et des légumineux,

- éviter la cuisson des viandes ou des poissons à la braise, ou à la rôtissoire, ainsi que les aliments brûlés .

- réduire le café et l'alcool

- éviter de réchauffer les aliments cuisinés,

- éviter de frire les aliments et de réutiliser les huiles ou les graisses de cuisson

- éviter de consommer de la nourriture traitée (nitrates), ainsi que des aliments riches en additifs ou en colorants,

- privilégier les aliments pourvoyeurs d'antioxydants : les fruits et légumes riches en vitamine C , en sélénium (l'avocat par exemple)

L'hygiène de vie

Afin d'éviter l' acidose organique vous pouvez modifier votre hygiène de vie en adoptant des rythmes de vie selon la chronobiologie, en réduisant votre consommation d'aliments et de produits acidifiants : alcool, café , tabac, sucre blanc et protéines animales (viandes, poissons). Vous apporterez à votre corps et en quantité suffisante des aliments alcalins comme des fruits frais, des légumes crus , des minéraux et des oligoéléments.

Il sera bon également de pratiquer une activité physique régulière, le fait de solliciter vos muscles vous permettra également de chasser les toxines par la transpiration et par l'air expiré, l'activité physique favorise également l'activité rénale. La marche au grand air, le vélo, la natation (à pratiquer sans excès) vont activer votre métabolisme et activer les échanges gazeux au niveau pulmonaire et ainsi éliminer les acides.

Buvez également une eau alcaline (nature ou infusions) entre un litre et un litre et demi par jour mais sans vous forcer pour stimuler la fonction rénale afin d'éliminer les acides par les reins.

Le stress est également pourvoyeur d'acidose organique par la fabrication d'hormones de stress :
- l'adrénaline accélérant le rythme cardiaque et augmentant la pression artérielle,
- le cortisol plasmatique qui retient l'eau dans les cellules et limitent ainsi l'évacuation des déchets cellulaire .

En exerçant votre corps à une technique de relaxation(voir chapitre sur « Les techniques de relaxation ») vous diminuerez l'acidité cellulaire et favoriserez leurs échanges.

CHAPITRE VI :

LES INTESTINS

Notre santé dépend du bon fonctionnement de nos intestin.

La superficie de l'intestin est 100 fois supérieure à celle de la peau et représente donc la partie de nous-mêmes qui a le plus grand contact avec le monde extérieur : les aliments et l'eau.

Après l'introduction d'un aliment à l'intérieur de la bouche, commence le processus de digestion et d'assimilation des glucides, des protéines, des graisses et des sucres, mais aussi des vitamines et des minéraux. L'intestin devra absorber les nutriments nécessaires et expulser les toxines sous forme de selles.

Il est indispensable d'expulser régulièrement des selles pour libérer l'organisme de tous ses déchets et toxines et pour éviter leur redistribution dans la circulation sanguine et éviter un engorgement du foie. Si la membrane intestinale devient anormalement poreuse elle laissera passer les débris alimentaires et les toxines qui vont contaminer l'organisme et générer une intoxication générale et déclencher des pathologies auto-immunes.

Les intestins sont des organes émonctoires , ils filtrent les nutriments et éliminent les déchets et les toxines, on pourrait les comparer à de véritables centres de tri ne devant laisser passer dans la circulation sanguine que les nutriments nécessaires à notre métabolisme et nos besoins vitaux .

LE SYSTEME IMMUNITAIRE INTESTINAL :

L'intestin grêle constitue un organe essentiel du système immunitaire de part la constitution de sa muqueuse jouant un rôle de barrière entre le milieu intérieur de notre corps et l'élimination des corps étrangers et dangereux de l'environnement extérieur : bactéries, polluants, pesticides...

Il a été remarqué qu'en l'absence de pathologie la muqueuse de l'intestin n'est pas parfaitement étanche et certains acides aminés traversent la barrière intestinale. Certaines molécules comme des protéines franchissent la barrière en faible quantité mais non négligeable. Ainsi on été identifié chez des personnes en bonne santé des protéines d'œuf et de lait de vache dans le sang quelques heures après un repas. Si le passage est important et répété de protéines alimentaires cela peut provoquer des intolérances alimentaires : au lait de vache (la caséine) , au gluten du blé, à la levure de boulanger, à l'ovalbumine (protéine de l'œuf).

Certaines personnes sont allergiques à certaines protéines et doivent en faire l'éviction dans leur alimentation.

Il en de même pour le lactose qui est le sucre du lait lorsqu'il se retrouve dans les intestins peut provoquer des intolérances et des inflammations intestinales.

Toutes ces molécules protéines ou lactose peuvent secondairement être responsable de pathologies auto-immunes : polyarthrite rhumatoïde, diabète, maladie de Crohn, psoriasis, fibromyalgie, colon irritable...

Afin de renforcer cette barrière intestinale nous avons une flore intestinale contenant des bactéries que l'on appelle commensales ou saprophytes encore ou probiotiques, elles sont bénéfiques et permettent à l'intestin son bon fonctionnement , elles doivent savoir repérer les nutriments nécessaires et grâce à leur potentiel enzymatique important elles les dégradent en micro-nutriments assimilables et éliminent les déchets et les toxines .

La plupart des toxines extérieures pénètrent pas le système digestif ou par le système respiratoire et le système immunitaire doit être à même de reconnaître ce qui est nécessaire à l'organisme et ce qui est étranger et dangereux tel que les virus, bactéries, parasites, particules ou molécules étrangères et dans ce cas de les éliminer.

Nos intestins sont lié à notre système immunitaire par la présence de nos bactéries commensales qui empêchent les bactéries pathogènes de s'installer en les détruisant et par la production de cellules immunitaires .

LA FLORE INTESTINALE :

Elle a plusieurs rôles dans l'assimilation des nutriments, l'immunité, la régulation du transit, et la synthèse des vitamines et des acides aminés.

Elle permet l'imperméabilité de l'épithélium intestinale (revêtement interne de la muqueuse intestinale) en formant une barrière aux toxines et aux déchets d'aliments et joue un rôle de reconnaissance des virus et des bactéries.

Une flore intestinale comporte plusieurs espèces de probiotiques, et chaque espèce ou souche a son rôle. Nous n'aurions pas tous les mêmes quantités ni les mêmes souches de probiotiques c'est ce qui fait notre identité.

Les probiotiques sont des micro-organismes vivants et présents naturellement dans la flore intestinale. Ils sont viables en milieu gastrique acide, résistent à la bile et aux enzymes pancréatiques et adhèrent à la surface des cellules épithéliales intestinales Ils se nourrissent et sont stimulés par des fibres appelées prébiotiques.

<u>Les probiotiques </u>:

- produisent des substances spécifiques afin de combattre les bactéries exogène (venant du milieu extérieur au corps) , limitant ainsi leur nombre , leur capacité de se multiplier et empêchant la diffusion vers d'autres organes,

- neutralisent les toxines sécrétées par les bactéries exogènes,

- stimulent la multiplication et l'activité de cellules lymphocytes (cellules de défense de l'organisme)

- réduisent l'inflammation locale (intestinale),

- participent indirectement au bon fonctionnement du système immunitaire en évitant la propagation des virus , améliorent les systèmes de défense des autres muqueuses respiratoires et uro-génitales .

Notre flore intestinale est composée de plus de 250 espèces de bactéries principalement des familles de lactobactéries : Bifidobacterium , lactobacillus, streptococcus, représentant environ10 milliards de bactéries saprophytes, autrement dit nous avons dans notre tube digestif 10 fois plus de bactéries saprophytes que de cellules constituant notre organisme , d'où l'importance et l'intérêt que l'on doit porter à notre flore. La répartition de la flore commence dans l'estomac où elle est la plus faible puis sa concentration augmente plus on atteint le jéjunum puis l'iléon et enfin le colon où la flore est la plus importante.

Une flore mal équilibrée va entrainer une surmenage hépatique par le passage des toxines et des déchets dans la circulation qui vont se stocker dans le foie.
Mais nous ne sommes pas tous égaux en matière de constitution organique, certaines personnes vont avoir un déséquilibre de la flore intestinale appelé dysbiose intestinale.

La dysbiose intestinale :

C'est l'altération de l'équilibre normal de la flore bactérienne intestinale.

A notre naissance nous ne possédons pas de flore intestinale c'est dans les jours qui suivent que notre intestin sera colonisé par une énorme quantité de germes appelés saprophytes ou encore bactéries commensales.

Un mauvais fonctionnement de l'intestin peut conduire à la dysbiose intestinale, tout comme une dysbiose intestinale peut conduire à un mauvais fonctionnement de l'intestin.
Il existe <u>différentes causes</u> au déséquilibre de la flore intestinale indépendantes ou non de notre volonté et peuvent être éliminées si nous les identifions :

<u>Les aliments modifient notre flore intestinale</u> : les aliments peuvent être pollués par divers pesticides et additifs chimiques modifiant la constitution de

notre flore intestinale. La consommation de sucre blanc et de produits raffinés peuvent non seulement désorganiser la flore intestinale mais également provoquer des candidoses digestives qui induisent des candidoses vaginales car la flore intestinale et vaginale sont étroitement liées.

Nous sommes parfois manipulés par les médias et les pouvoirs publics via les lobbies agro-alimentaires pour nous faire consommer tel ou tel type d'aliment, comme par exemple les produits laitiers pour lesquels on nous fait croire qu'ils sont indispensables à notre santé, ce qui est une erreur le calcium minéral est beaucoup mieux absorbé. Le calcium est présent dans tous les végétaux, légumes secs, légumes verts, et les algues marines.

Pourquoi sommes nous les seuls mammifères à continuer à consommer du lait après notre sevrage et de surcroit d'une autre espèce ?

Le gluten et le lactose sont beaucoup trop présents dans de nombreux produits alimentaires, nous consommons trop de produits dérivés du lait et trop de produits à partir du blé (contenant du gluten) pour satisfaire le marché des industriels de l'agro-alimentaire, il existe bien d'autres céréales que le blé et non allergisantes : le mais, le millet, l'avoine, le sorgho, le quinoa...

Le lactose qui est le sucre contenu dans le lait peut provoquer des intolérances et des inflammations de la muqueuse intestinale et par conséquent désorganiser la flore. Il peut être remplacé par des boissons végétales : amandes, noisettes, quinoa, soja.

LES PREBIOTIQUES : ils sont indispensables à la survie des probiotiques, ce sont des nutriments qui nourrissent la flore intestinale, assurent sa croissance, renforcent l'activité des bactéries saprophytes et accentuent les mouvements intestinaux afin d'évacuer les toxines et les selles.

Les prébiotiques sont des fibres et des glucides d'origine végétale, ils ne sont pas digérer par le système digestif humain on les trouve dans les céréales , les graines germées, la chicorée (l'inuline) , la betterave rouge, la banane, les jus de légumes , les haricots verts et tous les légumineux (lentilles, haricots secs, pois chiche...).
Nous ne consommons pas suffisamment de fibres végétales mais beaucoup trop de produits raffinés comme les pâtes à base de farine de blé blanche, les vitamines sont détruites par le raffinage notamment les vitamines du groupe B indispensables au métabolisme des glucides et des protéines ainsi qu'au fonctionnement du système nerveux.

Le lactose et le gluten consommés en trop grande quantité provoquent des intolérances alimentaires (spasmes intestinaux, diarrhées, inflammation du colon...) et par conséquent une dysbiose intestinale pouvant induire ou accentuer les troubles dans certaines pathologies auto-immunes : spondyartrite ankylosante, la fibromyalgie, le psoriasis, le syndrome du colon irritable, maladie inflammatoire du colon, la maladie de Crohn …

Mais ne pas confondre les intolérances avec les allergies aux protéines d'œuf ou de lait de vache qui ne provoquent pas les mêmes troubles et qui ont des conséquences différentes.

<u>Intolérance et allergie au lait de vache ou de chèvre :</u>

Les laits de vache, chèvre ou brebis et tous leurs dérivés , présentent de nombreux inconvénients pour l'homme par leur présence en lactose provoquant des intolérances (sucre composé du lait) exceptés les yaourts et laits fermentés et par leur présence en caséine (protéine du lait) provoquant des allergies. Certains pensent que les laits de chèvre et de brebis se digèrent mieux mais ils contiennent que 10% en moins de lactose et contiennent également de la caséine de type alfa 1 principal allergène.

Contrairement à une croyance très répandue, la suppression de produits laitiers n'entraîne pas une carence en calcium et ceci pour deux raisons :

• les laits de vache, brebis ou chèvre contiennent effectivement du calcium, mais seule une petite fraction de celui-ci est absorbé par l'intestin grêle humain. Les régimes conseillés à base de laitages et de produits fromagers aux personnes déficientes en lactase ou intolérantes empêchent l'assimilation du calcium contenu dans les laitages, provoquant diarrhées et crampes abdominales ainsi entravent l'assimilation du calcium présent dans d'autres aliments comme les végétaux et les minéraux.

• une grande part du calcium apporté par les laits de vache ou de chèvre est précipitée sous forme de phosphate de calcium insoluble et éliminée dans les selles.

Mais seuls les yaourts (sans ajout de lactose après fermentation) et les fromages affinés de plus de 3 mois comme certains Comté ou Emmental, ne contiennent pratiquement plus de lactose en raison de la présence de ferments lactiques permettant la digestion et la transformation du lactose en glucose et galactose qui sont des sucres facilement assimilables.

Le calcium est très abondant dans le sol et peut être fourni en quantité largement suffisante par les légumes, les légumineuses, les crudités, les fruits et les eaux minérales.
On peut facilement remplacer les laits d'animaux par des boissons végétales que l'on nomme inexactement « lait » : boissons de soja, de riz, d'avoine, de quinoa, d'amande ou de noisettes...

ATTENTION l'intolérance et l'allergie sont deux phénomènes différents, pour les personnes allergiques (par exemple à la protéine du lait) il vaut mieux faire faire des tests allergologiques pour identifier l'allergène.

L'intolérance au lactose (sucre composé du lait) est provoquée par l'absence d'une enzyme la lactase, fabriquée par les cellules de la muqueuse de l'intestin grêle, cette enzyme transforme le lactose en 2 sucres simples, si elle vient à manquer le lactose ne sera pas transformé ni assimilé, et par conséquent provoquer des troubles intestinaux.

L'enzyme lactase disparait progressivement après le sevrage chez la majorité de la population mondiale et diminue avec l'âge, elle est pratiquement inexistante dans certaines populations (asiatiques et populations noires), elle est présente uniquement dans les cellules de l'intestin des mammifères, 75% de la population mondiale est touché par un déficit en lactase d'origine génétique, se manifestant par une intolérance au lactose.

TESTS DIAGNOSTIC DU DEFICIT EN LACTASE :

- la biopsie de l'intestin grêle afin de mesurer l'activité enzymatique de la lactase mais ce test demande une technique invasive,

- le test de l'hydrogène expiré * après ingestion de lactose :
  en absence de lactase, le lactose n'est pas digéré et il y a une production d'hydrogène sous l'action de certaines bactéries intestinales, l'hydrogène va circuler dans le sang et rejoindre les poumons où il sera rejeté.
  *La présence d'une concentration importante d'hydrogène dans l'air

expiré après l'ingestion de lactose signifie que la synthèse de la lactase est déficiente.

<u>Un autre test consiste à mesurer le taux de glucose</u> dans le sang après l'ingestion de lactose , si la glycémie ne s'élève pas cela signifie que le lactose ne se dégrade pas en glucose et qu'il existe une déficience en lactase

Mais la Nature est bien faite, les bactéries lactiques ou lactobacillus produisent la β-galactosidase qui hydrolyse (transforme) le lactose en glucose et galactose. L'utilisation des bactéries lactiques comme probiotiques facilitent la digestibilité du lactose chez les personnes atteintes de déficit en lactase

Des expériences ont été menées sur des sujets atteints d'intolérance au lactose. Les patients recevaient une quantité égale de lactose contenu soit dans du yaourt, contenant des bactéries lactiques ou lactobacillus , soit dans du lait ou de l'eau. Le taux de lactose dans le côlon des sujets consommant les yaourts est réduit d'un tiers par rapport à celui des autres groupes.

On peut constater que les personnes consommant des yaourts ont beaucoup moins de troubles intestinaux grâce à la lactase une enzyme excrétée par les ferments lactiques présents dans le yaourt et qui favorise la digestion du lactose, ces bactéries saprophytes (ou ferments lactiques) sont : des lactobacillus bulgaricus, lactobacillus acidophillus et certaines souches de bifidobacterium , elles agissent au niveau de l'intestin grêle.

La lactase est produite également par des levures et des champignons qui la synthétisent lors de leur fermentation. On trouve cette lactase dans le commerce sous forme de complément que l'on ingère pour améliorer l'absorption du lactose mais dans ce cas pourquoi allez contre la nature ? Ne

vaudrait-il pas mieux éviter la consommation de lactose puisqu'il n'apporte rien au bon fonctionnement de notre organisme
Certains industriels l'on bien compris en fabriquant des produits sans lactose.

La flore intestinale peut également être désorganisée par une pathologie intestinale : le syndrôme de l'intestin irritable, la maladie de crohn, la rectocolite hémorragique … toutes ces pathologies provoquent des troubles intestinaux (crampes, diarrhées, constipation..) ce sont bien souvent des maladies inflammatoires du colon où la présence de lactose ne fait qu' aggraver leurs symptômes. Dans ces pathologies il est souhaitable de soutenir la flore intestinale par la prise de probiotiques .

La maladie cœliaque qui est une maladie congénitale définie par une atrophie des villosités de la paroi de l'intestin grêle cette maladie provoque également une désorganisation de la flore intestinale, des diarrhées et des douleurs intestinales ainsi qu'une intolérance totale au gluten (que nous verrons plus loin) .

Les maladies infectieuses comme la gastro-entérite bien souvent saisonnière avant les fêtes de fin d'année ou en hiver qui est due à un virus aimant le froid ! Il s'agit souvent du rotavirus qui peut être éradiqué également par un probiotique le lactobacillus reuteri et par la suppression des produits laitiers sauf du yaourt aux ferments lactiques et au lait fermenté.

La tourista du voyageur qui se déclare dans les pays plutôt chauds est souvent due à un manque d'hygiène (aliments souillés ou de l'eau impropre à la consommation) elle provoque pourtant les mêmes symptômes que notre fameuse gastro-entérite hivernale, à se poser des questions sur l'origine de la gastro-entérite.

Afin de restaurer votre flore et de stopper les diarrhées dues à ces pathologies virales intestinales vous pourrez également utiliser les saccharomyces-boullardi (levure probiotique) efficace également en cas de troubles intestinaux dus à la prise d'antibiotiques détruisant la flore intestinale saprophyte, les saccharomyces n'existe pas naturellement au sein de notre flore mais elles ont un rôle anti-diarrhéique et aident à restaurer la flore intestinale.

Les parasitoses peuvent également désorganiser la flore intestinale et causer une diminution de la digestion du lactose et provoquer des diarrhées.

IL sera conseillé de supprimer l'apport en produits laitiers contenant du lactose (excepté le yaourt) pour voir la diminution des troubles intestinaux dus à des pathologies intestinales. Et ainsi éviter une mauvaise absorption des nutriments.

L'INTOLERANCE AU GLUTEN :

Il faut bien noter 2 sortes d'intolérance au gluten : l'une étant dû à la maladie cœliaque congénitale caractérisée par une atrophie des villosités de la paroi de l'intestin grêle et une autre sorte d'intolérance au gluten due à une inflammation persistante de la muqueuse intestinale due à certaines pathologies auto-immunes.

QU'EST-CE QUE LE GLUTEN ?

Le gluten est une protéine insoluble et visqueuse du grain contenu dans de nombreuses céréales : blé, orge, kamut, épeautre, seigle (vous trouverez la liste des céréales avec et sans gluten plus loin),
Le terme gluten faisant référence au terme « d'agglutination », le gluten

après avoir été malaxé et hydraté peut être comparé à une pâte visqueuse et collante , si vous mâcher longuement des grains de blé vous obtiendrez une pâte collante.

Dans le tube digestif sous l'effet de l'hydratation le gluten va se transformer en gliadine et en gluténine qui sont des protéines visco-élastiques que l'on utilisent principalement pour faire du pain .
Lorsque ces protéines pénètrent dans la paroi de l'intestin elles provoquent une inflammation. Dans la maladie cœliaque le gluten détruit les cellules des villosités de la muqueuse intestinale.

L'intolérance au gluten due à la maladie cœliaque entraine des troubles de mal-absorption des micro-nutriments et une malnutrition par des carences en vitamines (notamment la vit B12), en fer et par la diminution de l'absorption du calcium induisant des troubles osseux, neurologiques... des retards de croissance et provoquant des troubles intestinaux et des diarrhées.

Dans les pathologies inflammatoires du colon : MICI (maladie inflammatoire colon irritable), le syndrôme du colon irritable on peut constater une intolérance au gluten.
Pour toutes ces raisons si vous êtes atteint d'une pathologie auto-immune le lactose et le gluten seront déconseillés dans votre alimentation en raison de leurs méfaits sur votre muqueuse intestinale : modification de la flore saprophyte et inflammation de la muqueuse.
Vous pouvez remplacer les aliments contenant du gluten et du lactose par d'autres aliments , vous trouverez ci-dessous une liste de céréales et de féculents ne contenant pas de gluten avec lesquels vous pourrez ainsi élaborer vos plats, vos pains, pâtisseries, et une liste d'aliments contenant du gluten à éviter.

LISTE DES CEREALES et FECULENTS SANS GLUTEN

- millet
- amarante
- arrow root
- châtaignes et dérivés
- légumes secs : lentilles, pois chiches, haricots secs, fèves
- maïs et dérivés (maïzena, farine de maïs, semoule et flocons de maïs)
- manioc et dérivés (tapioca)
- patate douce
- pomme de terre
- quinoa
- riz
- sarrasin
- soja et dérivés
- sorgho

Pensez à ajouter des graines de sésame ou de pavot pour confectionner vos pains sans gluten.

LISTE DES CEREALES contenant du GLUTEN

- blé,
- épeautre et petit épeautre
- froment
- seigle
- orge
- malt
- avoine

Lisez les étiquettes de tous les produits préparés et tous les aliments pour vérifier la présence de gluten ou de lactose.

Les aliments sans lactose ou ceux dont le lactose est digéré par les ferments lactiques sont :
- les yaourts sans ajout de lactose après fermentation,
- le lait fermenté,
- toutes les boissons aux extraits végétaux : amandes, soja, riz, quinoa...avec lesquelles vous pourrez préparer vos sauces, pâte à crêpe, béchamel...

EXEMPLE DE PROGRAMME SANS LACTOSE ET SANS GLUTEN :

Petit déjeuner : 6h30/7h30
- fruits de saison + 1 yaourt fait maison ou 1 crème végétale
- + 1 bol de chicoré à l'eau ou à base de boisson aux amandes ou de quinoa + 2 tranches de pain sans gluten (sarrasin, maïs, châtaigne) + miel ou confiture au sucre de canne

Dans la matinée prendre 1 thé vert ou 1 verre d'eau minérale

Déjeuner du midi : 11h30/12h30
- 1 salade verte + crudités de saison + **Assaisonnement** : 1 c à soupe d'huile de colza ou d'huile de lin / Alterné olive et pépins de raisin + 1 c à café de vinaigre balsamique ou ½ jus de citron + 1 pincée de CURCUMA (antioxydant)

- + 30 g non cuit de riz ou 2 à 3 pommes de terre , ou quinoa ou

- polenta (semoule de maïs) ou millet ou sorgho
- + légumes variés de saison
- + 1 escalope de volaille ou 1 poisson (3 fois par semaine : thon , maquereau, saumon, sardines) ou 1 fois par semaine 1 viande rouge **ou** 2 œufs **ou** 180 g de tofu ou 250g cuit de lentilles ou haricots secs
- + 1 crème au lait végétal complété en lithothamnium (algue marine riche en calcium): amandes, soja , riz, quinoa, noisettes

Goûter (16h-17h):
- + 1 fruit de saison + 1 crème au lait végétal

ou 1 bol de lait végétal + 2 c à soupe de pétales de maïs soufflés (corn-flakes)

Diner : 18h30 / 19h30
- 1 salade et crudités : ajouter 1 c à soupe de graines de sésame ou pignons de pin ou quelques amandes
  + 1 à 2 galettes de riz/sarrasin ou 3 c à soupe de légumineuses
- <u>+ légumes variés de saison</u>
- Ajouter des herbes aromatiques / herbes de Provence, thym, basilic, curcuma, curry, safran ... échalotes , oignons , ail dans la préparation de vos plats
- + 1 yaourt fait maison ou 1 crème végétale.

BOIRE PEU PENDANT LES REPAS
MAIS BOIRE A VOLONTE ENTRE LES REPAS

NE PLUS RIEN MANGER NI BOIRE APRES 21 h

<u>Les polluants</u> contenus dans notre alimentation peuvent également

désorganiser notre flore intestinale.

Contenus dans l'eau que nous buvons, dans l'air que nous respirons, tous les colorants, les pesticides, les hormones stéroïdes, les métaux toxiques sue nous en absorbons tous les jours ont des conséquences néfastes sur la flore saprophytes de nos intestins.

L'abus de médicaments peut modifier notre flore intestinale, à la moindre apparition de petits « bobos » : rhume, grippe, désordre digestif, gastro-entérite..., le premier réflexe est l'automédication ou se précipiter chez son médecin pour se faire prescrire un médicament ou chez son pharmacien pour ingurgiter une «molécule » chimique.

Toutes ces substances chimiques ne traitent pas la cause mais un symptôme étant le reflet d'un mauvais fonctionnement ou d'une diminution de réaction de notre système immunitaire la fièvre par exemple si elle n'est pas trop élevée reflète tout simplement la formation de lymphocytes qui vont lutter contre le virus qui nous rend malade.

Les traitements chimiques ou médicaments que l'on ingère ne sont pas toujours indispensables, des simples laxatifs, aux antalgiques pour soulager les petits « bobos » (paracétamol...) jusqu'aux antibiotiques (indispensables sur les bactéries mais pas sur les virus !) ils deviennent de plus en de plus puissants et peuvent désorganiser notre flore intestinale en modifiant l'acidité de l'intestin.

La plupart des médicaments chimiques consommés régulièrement et sur une longue période induisent une hyper-perméabilité intestinale laissant passer les toxines et les macros molécules (protéines...)

Nous consommons trop de substances médicamenteuses :

benzodiazépines, anti-inflammatoires, antidépresseurs, antibiotiques...etc...

La liste est longue, nous sommes les « rois » des « anti »

Notre système de protection immunitaire est diminué lorsque ces substances médicamenteuses sont en contact avec notre flore intestinale . Vous pouvez constater l'apparition d'effets secondaires après la prise d'un certains nombre de substances médicamenteuses : diarrhée, constipation, brulures d'estomac ce sont les symptômes directs de la désorganisation de votre flore digestive, sans compter la survenue de candidose digestive qui est aussi une conséquence de la dysbiose intestinale.

<u>Les causes d'un mauvais fonctionnement intestinal peuvent être psychologiques</u> :
Le stress au travail ou les repas pris dans la précipitation sans avoir le temps de bien mastiquer les aliments et de les apprécier va perturber la digestion des aliments et par conséquent la flore intestinale.

Toute situation stressante, la colère, l'angoisse, la peur, influe sur la motilité intestinale (le transit) se manifestant par des diarrhées ou des crampes abdominales (certainement due aux récepteurs sérotoninergiques et adrénalinergiques contenue dans la muqueuse intestinale) par conséquent si ces situations sont trop souvent répétées on verra apparaître une dysbiose intestinale.

L'intestin serait-il relié au cerveau ?

L'intestin grêle a un rôle endocrinien : la sérotonine (principale hormone du bien être) est sécrétée à 80% dans l'intestin grêle.
La muqueuse intestinale abrite 100 millions de neurones et sécrète une vingtaine de neurotransmetteurs (molécules chimiques qui transmettent les messages aux neurones) par la présence de récepteurs adrénalinergiques et sérotoninergiques.
Prenons l'exemple de la candidose digestive due à un champignon

microscopique : le candida albican, il se produit un phénomène indépendant de notre volonté :

Le candida albican réside naturellement dans le tube digestif, les voies génitales et la bouche, il devient pathogène et provoque la candidose digestive lorsque la flore saprophyte est désorganisée. Ce champignon lorsqu'il envahit l' intestin, il se comporte comme un parasite en stimulant l'organisme à consommer les aliments dont il se nourrit : le sucre.

 Ce qui peut signifier que l'intestin est bien relié au cerveau.

Dans la candidose digestive lorsque l'on restaure la flore intestinale par la consommation de probiotiques, les symptômes disparaissent et l'appétence pour les sucres disparaît également. On associera également un rééquilibrage alimentaire basé sur la consommation principalement de légumes, de yaourt, fromage sans lactose et de glucides spécifiques.

Le manque d'exercice physique a également une influence sur notre flore intestinale, en effet la pratique d'une activité physique régulière active les échanges cellulaire et donc l'élimination des toxines via les intestins, il suffit simplement de pratiquer la marche ou de se promener en campagne.

Nos rythmes biologiques ne doivent pas être perturbés par une vie nocturne ou par un travail décalé (malheureusement parfois certaines professions sont tenues à des horaires décalées) et de ce fait des repas pris trop tard le soir.
En effet l'intestin, en particulier le côlon, se réveille aux alentours de 5 heures du matin. Si le processus de digestion du soir n'est pas terminé, l'intestin est obligé de terminer sa digestion ce qui demande beaucoup d'énergie, le

sommeil est perturbé et la sécrétions d'enzymes nécessaires à la digestion également.

Physiologiquement notre système digestif sécrète des acides et des enzymes selon notre horloge biologique, si vos repas sont décalés ou si vous ne mangez pas vous fabriquerez tout de même les sécrétions nécessaires à la digestion, la présence d'acides en l'absence de nourriture sera néfaste pour la flore et la muqueuse intestinale.

L'INDUSTRIE ALIMENTAIRE :

Les lobbies de l'industrie agro-alimentaire mettent sur le marché de plus en plus de produits contenant du gluten, du lactose et des substances additives, des exhausteurs de goût, qui ne font qu'augmenter le déséquilibre intestinal. La composition des produits sur le marché est de plus en plus complexe et parfois certaines substances toxiques et allergisantes sont cachées et masquées par des appellations que seuls des biologistes peuvent décodés. Le consommateur ne s'y retrouve pas derrière des étiquettes de composition complexe.

De même les produits préparés dont la cuisson des aliments modifie la structure des protéines conduisant à des molécules devenant pathogènes et non assimilables par l'organisme.

Préparez vos plats à base d'aliments simples, des légumes, des crudités, des aromates, des épices, des viandes blanches non congelés, des poissons blancs et gras (thon, saumon, maquereau, sardines), faites vos sauces vous même avec des huiles de première pression à froid riche en oméga 3 (colza, pépins de raisin, olive, tournesol, lin). Utilisez des boissons végétales.
<u>Cultivez et prenez soin de votre flore intestinale, votre santé en dépend.</u>

La santé passe donc bien par nos intestins , si l'équilibre de notre flore intestinale est rompu cela aura des conséquences comme nous l'avons vu sur notre état général avec l'apparition de ballonnements, de constipation ou de diarrhées, des troubles du sommeil, de la fatigue généralisée.

Les causes du déséquilibre intestinal sont donc en premier lieu d'ordre alimentaire puis au stress . Ce déséquilibre entraine une baisse de l'immunité une diminution ou au contraire une augmentation de la motilité intestinale (diarrhée ou constipation) pouvant aboutir à des infections virales et parfois à certaines pathologies inflammatoires.

Afin d'éviter tous ces désagréments et pour maintenir votre CAPITAL VITAL ET VOTRE SANTE il sera nécessaire de cultiver votre flore intestinale et d'entretenir vos bactéries saprophytes intestinales par l'apport quotidien de yaourt, de lait fermentés et/ou régulièrement de légumes lacto-fermentés.

Si vous êtes atteint d'une pathologie intestinale, d'une maladie auto-immune si vous suivez un traitement antibiotiques ou si vous désirez potentialiser votre système immunitaire, vous pourrez avoir recours aux probiotiques sous forme de compléments.
**A noter que la bactérie saprophyte lactobacillus acidophilus produit également des enzymes capables de combattre certaines bactéries nuisibles telles que certains staphylocoques et streptocoques et en empêche leur croissance , ainsi les probiotiques ont un rôle pour maintenir notre immunité face aux agressions extérieurs. Il a été constaté également qu'une carence en lactobacillus acidophilus peut entrainer la colonisation de l'intestin et de la bouche de certaines bactéries dégageant des gaz malodorants.
En préservant vos flore intestinale vous favorisez la digestion et par la même

l'absorption des nutriments et des vitamines essentiels à notre métabolisme et à notre système immunitaire.

Nous avons vu la consommation de yaourt ou de supplément en probiotiques sélectionnés aident à préserver l'équilibre de la flore, vous pouvez également fournir à votre intestin d'autres nutriments appropriés :

- du pur jus d'Aloé vera issu de l'agriculture biologique et d'extraction du jus à froid : ce gel calme et adoucie les irritations et les inflammations du tube digestif , de l'estomac et du côlon, il est efficace pour renforcer la fore intestinale , diminue l'acidité gastrique soulage les ballonnements et les fonctions digestives,

- du charbon végétal : il doit être issu de noix de coco , il est reconnu pour ses puissantes capacités de désintoxication de l'organisme par son pouvoir absorbant du fait de sa porosité , il absorbe les gazs toxiques et emprisonne les déchets, les toxines, les additifs alimentaires, les résidus de pesticides ou d'engrais , les métaux lourds , les solvants organiques qui embarrassent notre intestin et les bactéries toxiques provenant de l'alimentation par exemple de certains poissons ou de coquillages.

Le charbon végétal régularise également les fonctions digestives en cas de diarrhée , de gastro-entérite, d'aigreur de l'estomac, d'aérophagie et de flatulences.

- l'argile verte ou blanche : très riche en silice et en sels minéraux, elle agit de façon mécanique en tapissant la muqueuse intestinale et protège ses parois des agressions et de l'hyper-acidité gastrique ,
L'argile blanche va aider à la cicatrisation de la muqueuse gastrique,

l'argile verte absorbe également les toxines et les gaz pour un bon fonctionnement intestinal.

*A noter que le charbon végétal et l'argile ne doivent pas être pris en concomitance avec un traitement médical ou des plantes médicinales car il diminuerait l'action de ceux-ci.

- <u>certaines huiles essentielles</u> comme l' huile essentielle de citron jaune (citrus limon) peuvent également participer à assainir la flore intestinale à mélanger avec de l'huile végétale ou du miel , ne jamais prendre d'huile essentielle pure et demandez conseils à votre Naturopathe ou thérapeute spécialisé en aromathérapie,

- **La myrtille** : le jus ou la baie est conseillée en cas de colon irritable et de diarrhée pour son action antidiarrhéique et antibactérienne elle agit sur les douleurs et sur les spasmes intestinaux liés à l'inflammation et favorise une bonne flore intestinale.

CONSEILS NUTRITIONNELS POUR UNE FLORE INTESTINALE SAINE :

- consommer des fibres végétales solubles et non irritantes qui nourrissent votre flore en favorisant les légumes cuits , les céréales d'avoine, de lin, de sarrasin, si vous avez un intestin irritable attention aux fibres des crudités , consommez également des légumineux ,

- diminuer la consommation de fibres insolubles et irritantes du son de blé et de certains fruits crus comme la pomme (la consommer cuite),

- diminuer voir supprimer le pain blanc et le remplacer par des pains complets (si vous n'avez pas de colon irritable), ou des pains à base de farine sans gluten au levain, aux céréales de lin, de sarrasin par exemple,

- diminuer la consommation de matières grasses car elle stimulent les mouvements intestinaux (peuvent provoquer des diarrhées),

- remplacer le café par la chicorée riche en fibre de linuline,

- diminuer la consommation de charcuterie, d'abats, de gibiers, difficile à digérer et provoquant des fermentations,

- diminuer la surconsommation de viandes rouges, favoriser le poisson, la volaille, les œufs et les protéines végétales

- remplacer le lait de vache ou de chèvre par des « laits » végétaux (riz, amandes, châtaigne, soja, quinoa)

- remplacer les épices par des herbes aromatiques,

- boire de l'eau entre les repas à volonté,

- manger aux heures des repas suivant la chronobiologie,

- bien mastiquer vos aliments,

- consommez des légumes lacto-fermentés : la fermentation produit des bactéries lactiques bénéfiques pour la flore intestinale : choucroute, betterave, soja, navets, olives, ...
- diminuer la consommation de sucre et supprimer le sucre blanc (raffiné) qui _favorise les fermentations intestinales,

- préférer les sucres complets , les fruits séchés, le miel, le sirop d'agave ou d'érable , le sucre roux , la stévia, la fleur de coco (pouvoir sucrant sans sucre).

Nous aborderons les associations alimentaires facilitant la digestibilité des aliments dans le chapitre qui suit.

CHAPITRE VII :

L'ALIMENTATION ET LES COMPATIBILITES ALIMENTAIRES

« Que ton aliment soit ton médicament » Hippocrate

L'alimentation représente une part importante pour préserver la santé mais il ne suffit pas de manger n'importe quel aliment à n'importe quel moment de la journée pour bien se nourrir, certains aliments pris ensemble peuvent provoquer des désordres digestifs et diminuer l'assimilation des nutriments nécessaires au bon fonctionnement de notre corps.

Nous nous alimentons pour nourrir nos cellules et nos organes afin de satisfaire nos fonctions vitales mais dans notre monde actuel avide de profit et d'argent nous sommes en permanence tenté voir même manipulé à la surconsommation de produits raffinés et pollués quelque soient les conséquences sur notre santé, alors il est nécessaire et vital pour l'homme et ses générations futures, pour sa santé physique et psychique de consommer des aliments sains et dénués de tous pesticides et additifs que l'industrie alimentaire nous fait ingurgiter contre notre volonté.

L'objectif des compatibilités alimentaires est de faciliter la digestion de manière à obtenir une meilleure assimilation des nutriments et des micro-nutriments, en mangeant des aliments compatibles entre eux on élimine également les fermentations gastro-intestinales par conséquent on réduit la toxémie et certaines maladies.

L'alimentation du 21ème siècle tend vers une suralimentation responsable d'un grand nombre de maladies (cardio-vasculaires, diabète, obésité, excès de mauvaises graisses dans le sang, ...) ce qui s'accompagne d'un mauvais équilibre alimentaire, nous consommons trop de viande, trop de graisse animale, trop de sucre raffiné, trop de sel, trop d'aliments raffinés, préparés, et trop de conserves.

Par contre les aliments frais comme les fruits et les légumes sont négligés car notre civilisation est dans la performance personnelle et professionnelle l'homme ne se donne plus le temps de préparer ses repas , ne prend plus le temps de manger ni de mastiquer ses aliments , de surcroit les fruits et les légumes sont les denrées les plus onéreuses sur le marché en comparaison avec les produits raffinés et préparés (pâtisseries, pâtes de blé, pains industriels, conserves...) , on peut se poser la question du fondement de ces prix exorbitants des fruits et légumes alors qu'ils sont indispensables et parmi les plus bénéfiques de toute notre alimentation.

Alors que les pays en voie de développement manquent cruellement de nourriture et dont la population souffre de carences alimentaires , les pays industrialisés sont dans l'opulence alimentaire mais de mauvaise qualité.

Dans la pratique hygiéniste nous considérons l'homme dans toute sa structure en rapport à ses origines, à sa physiologie, à son anatomie et à sa psychologie.

Ce qui amène à revenir sur le passé pour constater que l'homme était tout d'abord un cueilleur donc un crudivore ou fructo-végétarien , de part la morphologie de sa mâchoire et de la structure de ses dents, de part sa station debout . Son système digestif est différent de celui des carnivores (lions, félins...) et de celui des herbivores (bovins...)

Aussi les aliments qu'il consommait étaient en rapport avec la nature qui l'entourait, de même que le choix de ses denrées étaient en corrélation avec son système digestif qui est différent de celui des autres animaux et mammifères avec qui il cohabitait.

L'homme possède un intestin beaucoup plus allongé que celui des carnivores, la longueur de nos intestins est en relation avec la nécessité de digérer la cellulose des végétaux. Puis les conditions climatiques et les différentes saisons ont amené l'homme à chasser et à pécher et par conséquent à se nourrir de viande , de poissons, coquillages et crustacés, le régime alimentaire de l'homme est devenu crudivore ou fructo-végétarien et carnivore .

LA DIGESTION : afin que notre organisme bénéficie des éléments nutritifs issus des aliments ceux-ci doivent êtres décomposés en micro-nutriments pour parvenir à nos cellules , la nourriture passe par différents processus de dégradation c'est ce que l'on appelle : la digestion.

La digestion est dans un premier temps mécanique par la mastication au niveau de la bouche puis par la déglutition et le brassage des aliments dans l'estomac puis cette bouillie passe dans l'intestin grêle qui va également continuer le brassage jusqu'à l'arrivée dans le gros intestin qui trie les déchets pour les expulser à travers le rectum.

LES ENZYMES : Afin d'assimiler ce que nous mangeons nous possédons des enzymes servant à réduire les aliments sous forme de composés plus facilement digestibles . Une enzyme agit sur un groupe d'aliments bien défini.

A chaque passage à travers le tube digestif, les aliments sont mastiqués , broyés et réduit en bouillie et subissent des transformations sous l'effet d'enzymes spécifiques pour chaque groupe d'aliment , ces enzymes agissent également dans certaines conditions.

C'est la raison pour laquelle nous devons respecter certaines combinaisons alimentaires pour optimiser la digestion et l'assimilation des nutriments et des micro-nutriments.

Nos goûts et nos habitudes nous font mélanger certains groupes d'aliments qui ne se digèrent pas dans le même milieu , par exemple nous mangeons pour la plupart d'entre nous, de la viande ou du fromage avec du pain , pourtant les protéines se digèrent en milieu acide et les amidons en milieu alcalin par conséquent nous ne devrions donc pas associer ces aliments au cours d'un même repas.

LES AMIDONS ou FECULENTS (glucides): tous les aliments composés d'amidon (céréales, pomme de terre, légumineux, pâtes, riz..) commence leur transformation dans la bouche par la mastication et sous l'action d'une enzyme la ptyaline contenu dans la salive et sécrétée par nos glandes salivaires elle va réduire les amidons en maltose (sucre complexe) pour continuer sa transformation au niveau de l'estomac puis de l'intestin grêle ce maltose sera réduit en glucose sous l'effet de la maltase ou de l'amylase qui sont d'autres enzymes , de cette façon tous les féculents que nous absorbons (contenant de l'amidon) seront transformé en glucose si le milieu reste alcalin.

La ptyaline (enzyme des amidons) n'agit qu'en milieu alcalin ou neutre (pH+7) si nous mélangeons des aliments acides ou produisant une sécrétion acide, la ptyaline sera neutralisée , les amidons ne seront pas digérés et vont fermentés dans nos intestins rendant également impossible l'action de l'amylase pancréatique (autre enzyme des amidons).

Il faut donc éviter l'association au même repas aliment acide + féculents , les fruits acides+ féculents ou les pommes de terre+ vinaigre, pour éviter les fermentations .
La mauvaise digestion des amidons/féculents entraine une fermentation produisant des toxiques (oxyde de carbone, acide oxalique, acide acétique, alcool...) qui seront responsables de ballonnements, de gaz et parfois de

sensation de malaise, rappelons que les amidons (glucides complexes) lorsqu'ils sont bien digérés se transforment en sucres simples (glucose).

LES PROTEINES : elles sont digérées par une <u>enzyme qui est la pepsine</u> sécrété par les sucs gastriques de l'estomac , cette enzyme est fortement acide si les protéines sont consommées en même temps que les amidons ces derniers seront moins bien digérés car la pepsine va rendre le milieu acide et l'enzyme des amidons sera neutralisée. <u>L'association amidons+ protéines sera donc à éviter</u> pour éviter les fermentations .

D'autre part la pepsine n'agit qu'en milieu acide elle est détruite en milieu alcalin, ce qui signifie que si le milieu stomacal est modifié par certains aliments comme par exemple des boissons glacées (neutralisants l'acidité de l'estomac) la pepsine n'a plus d'effet et les protéines seront mal digérées.

Une mauvaise digestion des protéines peut également provenir de la suralimentation, d'un organisme fatigué, d'une pathologie , des stress à répétitions ou d'une fatigue d'ordre physique.

Les protéines mal digérées provoquent dans le gros intestin des gaz et des selles nauséabondes parfois liquides alors que si les protéines sont bien digérées le transit sera normal sans gaz et inodore.

La fermentation des protéines produit des toxines tels que le sulfite d'hydrogène et de nombreux acides toxiques qui vont se retrouver dans la circulation sanguine et envahir le foie et d'autres organes , ces toxines vont fatigués nos émonctoires , alors qu'une bonne digestion des protéines produit des acides aminés nécessaires pour nos muscles et notre métabolisme.

LES SUCRES : ils ne subissent pas de transformation dans la bouche ni dans l'estomac ils sont acheminés au niveau de l'intestin grêle où ils sont digérés mais ils inhibent la sécrétion de la ptyaline et de la pepsine ce qui a pour conséquence une fermentation si les sucres sont consommés en même temps que les amidons ou les protéines.

LE SUCRE BLANC est un sucre raffiné, il est déconseillé dans notre alimentation même s'il est consommé seul il provoque des fermentations. Il provient de la betterave sucrière. Composé à 99,8% de saccharose, il a perdu ses vitamines et ses minéraux lors du raffinage. Il se stocke, augmente la glycémie et augmente les cellules adipeuses il ne possède aucun intérêt nutritionnel. Pour être assimilé il a besoin de vitamines (B1) et de minéraux (magnésium et calcium), sa consommation demande à l'organisme de les puiser dans ses réserves ce qui peut entrainer des carences vitaminiques voir une déminéralisation.

Le sucre blanc est acidifiant et provoque des caries, il a un index glycémique élevé, c'est à dire que lorsqu'il est digéré il provoque une élévation de la glycémie (glucose dans le sang) alors l'organisme doit réguler la concentration de glucose sanguin en fabricant l'insuline par le pancréas si celui ci est trop sollicité la maladie diabétique apparaitra.

Les sucres conseillés qui ont un indexe glycémique bas (qui n'augmente pas la glycémie) sont : le miel, le sirop d'agave, le sirop d'érable. On trouve également des plantes qui ont un pouvoir sucrant et ne contiennent pas de saccharose sans augmenter la glycémie : la stévia , la fleur de coco cristallisée.

LES PROTEINES DU YAOURT :ce sont des protéines maigres, elles sont digérées rapidement et seront moins sensibles que les protéines grasses (noix, viandes ou fromages gras), si elles sont associées avec un sucre complexe : miel, sirop d'agave, sirop d'érable qui ont des indexes glycémiques bas on peut également associer les fruits avec du yaourt ou du lait fermenté.

LES FRUITS : pour profiter pleinement des vitamines et des sels minéraux contenus dans les fruits il est préférable de les consommer seuls, ainsi leurs vitamines et minéraux seront directement assimilés à travers les capillaires sanguins des intestins et transportés dans la circulation sanguine jusqu'aux organes.

LES GRAISSES : la graisse est neutre vis à vis des enzymes des amidons mais inhibe les sécrétions du suc gastrique notamment en diminuant la sécrétion de la pepsine et de l'acide chlorhydrique ce qui entraine une diminution de la digestion des protéines en présence de graisse.
Ce qui veut dire qu'il faut éviter de consommer de la crème, du beurre, des huiles variés en même temps que des protéines (viande, poissons, œufs, fromage).

LES LEGUMES : les légumes, surtout lorsqu'ils sont verts et riches en cellulose, sont faciles à digérés et n'entravent en rien la digestion ni des amidons ni des protéines , au contraire ils aident à leur digestion en apportant des sels minéraux et des vitamines .

<u>La sécrétion gastrique s'adapte aux aliments</u> qui sont présents dans l'estomac et elle s'active en fonction du moment de la journée, lorsque nous avons faim les sucs gastriques commencent également leur sécrétions même en l'absence de nourriture ainsi le suc gastrique peut être plus au moins acide et contenir plus au moins de pepsine et d'acide chlorhydrique.

Concernant la salive si nous sommes en présence d'un bon plat nous allons saliver mais la salive ne contiendra pas de ptyaline de même en présence de sucre nous ne sécréterons pas de ptyaline.

Les associations alimentaires vont permettre d'améliorer la digestion des aliments et par conséquent :la santé, en diminuant l'accumulation de fermentations acides et de production de toxines , les émonctoires seront moins sollicités , les micro-nutriments seront beaucoup mieux assimilés , nos organes apaisés et nous aurons une meilleur vitalité .

ASSOCIATIONS ALIMENTAIRES COMPATIBLES et NEUTRES :

Les associations favorables :
- les protéines avec les légumes ,
- les amidons (ou féculents) avec les légumes.

Les associations neutres :

- les yaourts ou laits fermentés avec les fruits ,

- les graisses avec les amidons/féculents : les graisses ne s'opposent pas à la digestion des amidons, elles sont neutres vis à vis des enzymes salivaire et pancréatiques qui transforment les amidons.

Riz, quinoa, polenta, pomme de terre pourront être accompagnés d'un filet d'huile végétale sans provoquer de mauvaise digestion.

Les légumineux : lentilles, pois cassés, haricots secs, pois chiche contiennent à la fois des protéines végétales et des glucides ce qui rend leur digestion lente il est préférable de ne pas les associer avec des amidons (pain, riz, pâtes) mieux vaut les consommer avec des légumes.

L'eau pendant le repas : la consommation d'eau pendant le repas doit être modérée car elle dilue les enzymes digestifs qui seraient alors moins efficaces, cependant les amidons et les protéines nécessitent de l'eau pour être digérés c'est ce que l'on appelle l'hydrolyse.

On retrouvera de l'eau contenu dans les légumes accompagnants, on peut également boire un peu d'eau au cours du repas mais ½ verre suffira.

ASSOCIATIONS ALIMENTAIRES INCOMPATIBLES :

- les amidons/féculents (glucides) avec les produits acides (fruits, vinaigre, yaourts) si non l'amidon va fermenter,

- les amidons/féculents avec les protéines ,

- les amidons avec les sucres ,

- les sucres avec les protéines grasses,

- les protéines avec les graisses, (l'huile ou autre matière grasse arrivé dans l'estomac inhibe les sécrétions du suc gastrique en abaissant la quantité de pepsine l'enzyme des protéines) ,

- les protéines avec les fruits.

Listes des fruits :

- <u>fruits acides</u> : orange, clémentine, citron, pamplemousse, mandarine, ananas, grenade, fruit de la passion, mangue,

- <u>fruits mi-acides</u> : fraise, framboise, abricot, groseille, certaines pommes vertes, poire, prune, cerise, certains raisins ,

- <u>fruits doux</u> : datte, figue, raisin noir, pomme (« golden »), banane,

- <u>fruits séchés</u> : pruneau, abricot, raisin, figue, banane,

- <u>fruits neutres</u> : melon , pastèque.

Les fruits font partie des plaisirs gustatifs et apportent des minéraux et des vitamines indispensables au bon fonctionnement de notre corps , s'ils sont consommés seuls ils ne provoquent aucun troubles digestifs et procurent un moment de fraicheur. Les fruits subissent leur digestion rapide au niveau de l'intestin où seront assimilées leurs vitamines et leurs minéraux directement à travers la circulation sanguine.

Mais s'ils sont consommés en même temps que les amidons et/ou les protéines, ils provoquent fermentation gastro-intestinales et ballonnements en effet les acides et le sucre des fruits (fructose) ne se combinent ni avec les amidons ni avec les protéines. Cependant les fruits doux et mi-acides forment une association neutre avec les yaourts et les laits fermentés.

<u>Les associations alimentaires compatibles</u> si elles sont respectées , favoriseront une digestion de qualité ne provoquant ni gaz , ni fermentation ,

ni transit accéléré en maximisant l'assimilation des nutriments, des micro-nutriments, des vitamines et des minéraux.

Remarquons que nous sommes les seuls êtres vivants à associer certains aliments comme les protéines animales avec les glucides ou le pain avec le fromage par habitude et pour des besoins qui ont été établis mais vous pouvez respecter les associations alimentaires compatibles tout en consommant quotidiennement les quantités de chaque groupe d'aliment nécessaire à votre métabolisme et en fonction de votre âge, de votre sexe, de votre activité.

LE LAIT : les mammifères que nous sommes sont nourris uniquement par le lait maternelle ou maternisé durant quelques mois après notre naissance puis l'administration progressive d'autres aliments mais séparément.
Pour la plupart des mammifères, après leur sevrage, ils ne consomment plus jamais de lait et ne s'en portent pas plus mal voir même mieux, alors pourquoi le « le corps médical » et l'industrie agro-alimentaire nous affirme que nous avons besoin d'un litre de lait par jour soit 1 g de calcium d'origine animale, tout en sachant que ce calcium est précipité et éliminé par les selles.
Le calcium est présent en quantité suffisante dans tous les minéraux et végétaux que nous consommons : les légumes, les céréales, les légumineux ...
Rappelons également que nous ne possédons pratiquement plus de lactase après notre sevrage (enzyme digérant le lactose du lait) alors d'où vient cette propagande, cela ne correspond à aucun besoin naturel de l'homme que de consommer du lait de vache ou de chèvre ou de brebis après le sevrage maternel.

Le lait entrave la digestion des amidons et des protéines, lorsqu'il arrive dans l'estomac , le lait coagule et forme des grumeaux en emprisonnant les aliments qu'il rencontre ce qui empêche leur digestion , il retarde la digestion des graisses , son association avec les sucres n'est pas compatible par sa présence en lactose, il ne fait pas bon mélange avec les légumes.

Nous avons vu les intolérances au lactose, les allergies à la protéine du lait, et la diminution de l'enzyme la lactase, qui digère le lait, après le sevrage et diminuant avec l'âge, toutes ces raisons montrent que le lait peut être évité nous pouvons le remplacer aisément pas les yaourts et les laits fermentés contenant des probiotiques nécessaires à la flore intestinale comme nous l'avons vu précédemment.

LES DESSERTS / PATISSERIES / ENTREMETS :

Nous avons encore pour habitude gustative, on se pose la question pourquoi ? , de consommer les desserts ou autres pâtisseries, entremets ... à la fin du repas de midi ou du soir , alors que tous les ingrédients qui composent les desserts ne sont pas compatibles entres eux (amidon + protéines+ sucres) et provoquent des fermentions intestinales.

Pour les puristes de l'Hygiènisme les desserts sont à supprimer mais pour les gourmands et les gourmets , les desserts (pâtisseries, entremets, crèmes desserts ..) peuvent être pris à une collation de l'après midi pour éviter la surcharge glucidique ,et protidique (trop de sucre, trop d'amidon et trop de protéine d'œuf ...) et ainsi éviter les désordres digestifs.

L'IMPORTANCE D'UNE BONNE DIGESTION :

L'alimentation respectant les aliments compatibles est garant d'une bonne digestion, on ne peut pas nier l'importance de la digestion. Même si vous consommez des aliments d'excellente qualité biologique, s'ils ne s'accordent pas entre eux la digestion sera mauvaise et vous ne fournirez pas à votre corps les éléments nutritifs dont il a besoin, il se produira des troubles allant jusqu'à certaines pathologies (cardio-vasculaires, diabète, surpoids, pathologies virales à répétitions...).

Les éléments constitutifs de notre sang sont élaborés dans notre système digestifs à partir de notre nourriture, en améliorant la digestion nous améliorons ces éléments et par conséquent toutes les fonctions vitales de notre organisme.

EXEMPLE DE PROGRAMME ALIMENTAIRE EN COMPATIBILITE :

Petit déjeuner (7h30- 8h):
- Fruits frais de saison + 1 yaourt ou 1 lait fermenté ou 1 crème végétal ou 1bol de boisson aux extraits végétaux : amande ou quinoa, soja ou avoine + 3 à 4 c à soupe de flocons de mais soufflés ou 1 tranche de pain aux céréales + miel

Dans la matinée boire un verre d'eau minérale ou de source alcaline (Ph:7) ou 1 thé vert

Déjeuner du midi (11h30 / 12h30) :
- salade verte + crudités (tomates, concombre, carottes, chou rouge, céleri-rave, betterave rouge) + *assaisonnement : 1 c à soupe d'huile de colza/pépins de raisin/olive + herbes aromatiques (basilic, persil, cerfeuil...) + graines germées

    *Parsemez la salade avec 1 c à soupe de graine de sésames ou de pignons de pins

- + légumes variés de saison
- + 1 escalope de volaille (80 g environ) cuisson à la vapeur (ou avec 1 filet d'huile végétale) ou 1 fois par semaine 1 viande rouge grillée (80 g) ou 1 filet de poisson (80 g) blanc et 2 à 3 fois par semaine 1 poisson gras (maquereau, saumon, sardine, thon)
  ou 180 g de tofu ou 250 g de lentilles ou haricots secs
- AJOUTER DU CURCUMA DANS LA PREPARATION DE VOS PLATS
- +1 yaourt nature parfumé à la fleur de coco cristallisée
  ou 1 crème au lait végétal ou 2 fois par semaine1 part de comté affiné de plus de 3 mois

  COLLATION (16h et 17h):
- fruits de saison + 1 grand verre d'eau

Diner (19h 19h30):

- Salade verte + crudités de saison ou ½ avocat + *Assaisonnement + parsemer la salade d'une c à soupe de graines de sésame ou d'amande
- + faire cuire 30g (2 à 3 c à soupe cuit) de quinoa, riz, polenta, millet, sorgho ou pâtes sans gluten
- ou 1 jour sur 2 : faire cuire 30g à 50g de légumineux (lentilles ou pois chiches ou pois cassés ou haricots secs à faire tremper la veille pour diminuer l'amidon)
- + légumes variés de saison
- + 1 crème végétale ou 1 yaourt

Les quantités des légumes, des salades et des crudités sont à volonté

Pour éviter d'intoxiquer notre organisme nous devrions consommer autant de protéines végétales que de protéines animales (adulte :0,8g/kg/jour)
Sur la quantité journalière d'apport alimentaire nous devons consommer au moins 60% de fruits et de végétaux (légumes et crudités), 20% de glucides, 10% de lipides (d'origine végétale) et 10% de protides (protéines animales et végétales en quantité égale).

CONSEILS ALIMENTAIRES NATUROPATHIQUES ET HYGIENISTES :

-Boire de l'eau de source ou de l'eau faiblement minéralisée alcaline (pH+7)

- Supprimez les produits laitiers non fermentés,

- remplacez le lait de vache par des boissons aux extraits de céréales ou d'oléagineux : amande, soja, quinoa, avoine, riz, avec lesquelles vous pourrez confectionner vos crèmes, sauces, béchamels,

- consommez 1 à 2 yaourts faits maisons ou dans lesquels il n'y a pas de rajout de lactose après fermentation,

- consommez des fromages affinés de plus de 3 mois (les ferments lactiques détruisent le lactose après un affinage 3 mois),

- consommez des huiles végétales riches en oméga 3,

- Supprimez les sucres blancs raffinés,

- privilégier les sucres roux ou la stévia (plante sucrante sans glucose) ou fleurs de coco, miel, sirop d'agave, sirop d'érable

- diminuez votre consommation de pâtes et de pain à base de farine de blé,

- préférez des pâtes et du pain à base de farine sans gluten (sarrasin, amarante, millet, avoine)

- consommez du riz, du quinoa, de la polenta, du sorgho, du manioc (ou tapioca dans les soupes) et des pommes de terre,

- confectionnez vos pâtisseries, sauces, crêpes, crèmes ... avec de la farine de maïs, châtaigne ou autres farines sans gluten,

- ajoutez dans vos salades amandes, pignons de pin, graines de sésame ou flocons d avoine, (riches en minéraux et vitamines du groupe B)

- consommez des huiles végétales : maïs, colza, olive parfois, tournesol pépins de raisin, lin,

- ajoutez des herbes aromatiques : basilic, thym, cerfeuil, romarin, persil... dans vos salades,

- ajoutez du curcuma dans vos plats : excellent antioxydant

- supprimez les levures chimiques et les exhausteurs de goût (glutamate)

- supprimez l'aspartame et tous les sucres de synthèse,

- ne pas consommer de fruit à la fin d'un repas mais à une collation (matinée ou entre 16h et 17h)

- respectez votre horloge biologique :

Heures des repas :

- Petit déjeuner de 6h30 à8h
- Déjeuner : 11h30 à 12h30
- Goûter: 15h30 à 16h30
- Diner : 18h30 à 20h
-

L'EAU : l'eau fait partie de l'alimentation et doit être d'excellente qualité
- ne pas boire d'eau du robinet,
- au cours des repas du midi et du soir ½ verre d'eau suffit,
- boire à volonté en dehors des repas de l'eau minérale ou de source avec laquelle vous ferez vos infusions.

Bien mastiquez vos aliments pour favoriser la digestion et pour transmettre à votre cerveau le message de satiété, savourez vos aliments dans le calme et prenez le temps de manger.

CHAPITRE IX :

LE SOMMEIL : repos vital pour une bonne santé

50% des français dorment mal et 20% sont insomniaques , nous passons 1/3 de notre temps à dormir c'est à dire 7 à 8 heures sur 24 heures sont consacrées à dormir.

Le sommeil est vital tout comme l'eau , l'air et l'alimentation, c'est un sujet de conversation favoris et parfois la cause de certains troubles ou l'inverse certains troubles sont parfois la cause d'un mauvais sommeil .

Qui n'a pas entendu :

"j'ai passé une mauvaise nuit " ou bien "j'ai eu du mal à m'endormir " ou encore " je me réveille plusieurs fois la nuit et j'ai du mal à me rendormir " , "j'ai fait des cauchemars "....

Pour répondre à vos questions et vous aider à retrouver un sommeil réparateur voyons tout d'abord son mécanisme.

LE MECANISME DU SOMMEIL ET SES DIFFERENTES CYCLES

Le sommeil est une diminution réversible naturelle et périodique des perceptions du milieu qui nous entoure mais avec une conservation de nos réactions motrices et une conservation des fonctions végétatives (respiration, battements cardiaques, digestion).
Ce qui permet de différencier le sommeil du coma est qu'un bruit violent réveille un dormeur mais pas une personne en état de coma. Le sommeilest

vital, il est indispensable au développement cérébral et assure certaines fonctions métaboliques. Le sommeil est un besoin physiologique et nous sommes tous programmés pour dormir à intervalles réguliers, c'est le principe de l'alternance veille/sommeil, les rythmes de sommeil sont régulés par une horloge interne ou appelée horloge biologique réglée sur 24 heures.

Cette horloge interne régule également notre température corporelle qui en s'abaissant diminue notre baisse de vigilance étant au minimum vers 3-4 heures du matin et au maximum vers 16h et 19h

Le sommeil fait intervenir différents mécanismes cérébraux par la sécrétion d'une hormone : **la mélatonine** qui est synthétisée à partir d'un neurotransmetteur la sérotonine, elle est sécrétée par la glande pinéale située dans le cerveau et sa sécrétion est inhibée par la lumière.

Horloge biologique et cycle éveil-sommeil-rêve

Le cycle éveil-sommeil est sous la dépendance du rythme nycthéméral (le jour et la nuit). Ce rythme agit comme synchroniseur sur une horloge biologique interne située dans l'hypothalamus qui est réglée par l'intermédiaire de notre rétine recevant l'intensité de la lumière et envoyant les informations à l'hypothalamus.
Cette horloge biologique interne, en l'absence de synchroniseur externe (par exemple un séjour prolongé dans l'obscurité) fonctionne "en libre cours" avec un petit retard ou une avance sur un rythme de 24 h, d'où le terme de rythme circadien.

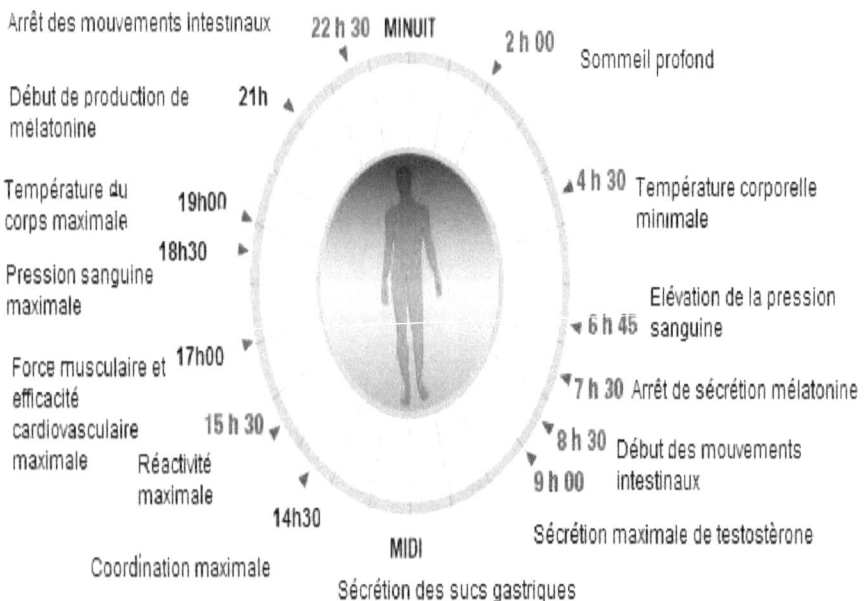

Notre horloge interne régit de nombreuses autres horloges qui contrôlent la synthèse d'enzymes et d'hormones, la température centrale et indirectement le rythme d'éveil et de sommeil. Voire le schéma

Autrefois l'homme vivait en fonction des saisons et des rythmes du jour et de la nuit mais la civilisation industrielle, les horaires irréguliers, et surtout l'apparition des voyages intercontinentaux ne sont pas en corrélation avec notre horloge biologique et peuvent dérégler le bon rouage de celle ci en perturbant la sécrétion de nos hormones du sommeil.

Lorsque nous sommes soumis à un décalage horaire nous conservons le rythme circadien endogène de notre horloge interne, alors que nous recevons les informations jour-nuit décalées de plusieurs heures.

Il en résulte une désynchronisation entre le besoin de sommeil et d'éveil et le temps réel (d'où réveil au milieu de la nuit et endormissement le jour).
Cette désynchronisation entre notre horloge interne et le temps réel peut entraîner, surtout si elle est répétée, des dérèglements du cycle éveil-sommeil.
On comprend pourquoi les horaires décalés ou les répétitions de voyages intercontinentaux peuvent engendrer des troubles du sommeil.

Le sommeil est constitué de cycles successifs et répétitifs :
Chaque cycle de sommeil débute par du **sommeil lent** et s'achève par du **sommeil paradoxal**.

Le sommeil lent se compose de quatre stades : les stades 1 et 2 correspondent au sommeil léger, les stades 3 et 4 au sommeil profond. Les différents stades s'enchainent dans le temps.

Le **stade 1** est un stade de transition : le dormeur n'a pas l'impression de dormir et peut être réveillé par le moindre bruit.

Le **stade 2** est le stade du sommeil confirmé, au cours duquel l'activité du cerveau diminue peu à peu. Les muscles se détendent, la température corporelle et la pression artérielle diminuent, le cœur bat moins vite.

Dans l**es stades 3 et 4,** le sommeil est profond et l'activité cérébrale ralentie. Il est difficile de réveiller le dormeur, car son cerveau est de plus en plus insensible aux stimulations extérieures. L'hypophyse sécrète de l'hormone de croissance tandis que le foie, le cerveau et les muscles reconstituent leurs réserves d'énergie.
A l'issue du stade 4 survient le sommeil paradoxal.

L'activité cérébrale devient intense, et est assez proche de celle de l'éveil. Les mouvements des yeux sont très rapides, en saccades. En revanche, les muscles sont complètement inertes.

C'est au cours du sommeil paradoxal que l'on rêve.

Le sommeil paradoxal :

Les différents états du sommeil ont été découverts par les mystiques Hindous qui opposaient au sommeil sans rêve, l'éveil intérieur du rêve. Cependant, l'activité onirique ne fait son entrée en physiologie depuis une vingtaine d'années seulement.

Des enregistrements polygraphiques du sommeil (appelé hypnogrammes), nous montrent 4 à 5 périodes de sommeil paradoxal pendant la durée total de notre sommeil nocturne, ces périodes ont une durée de 15 à 20 minutes (soit environ 100 minutes, soit 20 % de la durée totale du sommeil).

Les périodes de sommeil paradoxal sont caractérisées :
- par l'apparition de mouvements oculaires rapides malgré l'absence de tonicité musculaire et l'absence de réflexes tendineux,
- la respiration devient irrégulière, la tension artérielle subit des variations brusques pouvant expliquer les accidents vasculaires ou infarctus survenant au cours du sommeil.

Il existe une érection correspondant à une manifestation végétative involontaire dont le contenu sexuel est absent puisque l'on l'observe ce phénomène également chez le nouveau-né.

Si nous nous éveillons au cours du sommeil paradoxal, nous pourrons raconter en détail nos souvenirs de rêve, alors que si nous nous éveillons à d'autres moments du sommeil, nos souvenirs de rêve sont soit absents, soit plus estompés et surtout ils ont perdu le caractère fantastique de l'imagerie onirique.

Ensuite débute un nouveau cycle.
Les cycles de sommeil sont tous structurés de façon identique, mais la proportion de sommeil lent et de sommeil paradoxal dans chaque cycle varie au cours de la nuit : la première partie de nuit contient plus de sommeil profond, tandis que le sommeil léger et le sommeil paradoxal sont plus présents en seconde partie de nuit.

LES REVES :

Les rêves se situent pendant la durée du sommeil paradoxal (cette découverte n'a eu lieu qu'en 1953). Les mécanismes biochimiques du rêve sont complexes car l'apparition du rêve est inhibée par le système d'éveil. Leurs scénarios sont fabriqués à partir d'événements vécus ou non et transformés, ils échappent complétement à notre conscience.

On pense actuellement que des facteurs situés dans les systèmes hypothalamo-hypophysaires joueraient un rôle décisif dans le déclenchement du sommeil paradoxal.

Toutes ces étapes complexes rendent le rêve magique et parfois nous libèrent de nos stress de la journée ou de périodes de notre existence perturbées en bien ou en mal, nos rêves peuvent être révélateurs, faisons références aux travaux de Freud sur l'interprétation du rêve.

Nos rêves sont-ils nécessaires à la libération de nos stress ? De nos tensions ? Beaucoup de questions demeurent sur le phénomène du rêve.

NOTRE SOMMEIL SOUS L INFLUENCE DE NOS HORMONES

Le sommeil est essentiel au bon fonctionnement du système hormonal, cardiovasculaire, de l'activité du cerveau et du système immunitaire. Il ralentirait le vieillissement et représente le repos vital du corps et de l'esprit. De nombreux processus biologiques ont lieu uniquement pendant notre sommeil nocturne.

LA MELATONINE :

Le sommeil est, surtout et avant tout, une affaire d'hormones. Tout d'abord le sommeil dépend de l'action de la mélatonine, une hormone sécrétée par la glande pinéale et qui règle les cycles du sommeil.

Située à la base du cerveau, notre horloge biologique est constituée par un petit groupe de neurones qui commandent les rythmes du corps grâce à la mélatonine, hormone dont la sécrétion est bloquée par la lumière. Ainsi, la mélatonine nous sert à mesurer le temps qui passe.

Lorsque le soleil se couche la sécrétion de mélatonine se déclenche sous l'action de la sérotonine pour atteindre une sécrétion maximale vers 2heures ou 3heures du matin, c'est la raison pour laquelle nous sentons le besoin de dormir au coucher du soleil. La mélatonine est donc sous l'influence de la sérotonine ! Qui elle est fabriquée le jour à partir essentiellement de l'alimentation ! Ce n'est pas un hasard que lorsque nous manquons de sérotonine dans la dépression il existe des troubles du sommeil.

La mélatonine va donner des informations au cerveau par l'intermédiaire de l'hypophyse sur la durée de l'obscurité, ces signaux se transmettent par l'intermédiaire de l'œil à travers la rétine.

Le soleil est bien vital pour le sommeil et par conséquent il est bon de respecter les horaires de coucher par rapport au coucher du soleil.

Pour bénéficier pleinement de la production nocturne de mélatonine, il faut dormir dans le noir le plus complet. Toute source de lumière, si minime soit-elle minimise la production de cette hormone, vous comprendrez pourquoi les nuits de pleine lune certains dorment mal. D'autres personnes risquent d'avoir des troubles du sommeil en restant sur des écrans d'ordinateurs ou tout autre écran générateur de lumière.

INCIDENCE DE LA MELATONINE SUR L APPETIT :

La mélatonine régulerait la sécrétion d'une hormone la leptine (du grec "leptos" signifiant la faim) en diminuant ses concentrations la nuit, l'on nomme aussi la leptine comme hormone de la faim , ce n'est pas un hasard si certaines personnes insomniaques se lèvent la nuit pour manger ou d'autres qui travaillent la nuit prennent du poids , en effet la leptine est une hormone qui régule l'appétit et les réserves de graisses. Une alimentation trop grasse le soir va ainsi perturber notre sommeil.

Ce qui signifie que si nous respectons des horaires du coucher en fonction du coucher du soleil nous aurons une régulation de notre appétit donc nous éviterons le surpoids. Nous connaissons bien ce dictons « Qui dort dine ! »

L'**insuline** est une hormone dont il faut tenir compte pour son rôle négatif sur le sommeil. Il est important de ne pas augmenter son taux de sucre dans le sang le soir ainsi on contrôle le taux de l'insuline en ayant une alimentation à faible index glycémique.
La consommation d'aliments riches en sucre rapides fait rapidement monter le glucose sanguin, et par conséquent l'insuline, cela crée un «stress glycémique» au niveau des vaisseaux sanguins, en réponse le corps va produire davantage de cortisol et d'adrénaline (les hormones du stress), entrainant une l'inflammation cellulaire, notamment dans le cerveau, causant ainsi l'insomnie

Aussi il est conseillé de cesser de manger au moins 3 heures avant de se coucher car la glycémie est toujours augmentée après le repas.

Le **cortisol** est très directement impliqué dans les cycles du sommeil.
Les glandes surrénales (situées au pôle supérieur des reins) sécrètent aussi cette hormone, qui nous tient en éveil, parfois même en grande quantité elle peut nous énerver voir augmenter notre stress, le pic de sécrétion du cortisol plasmatique est à son maximum entre 6heures et 8heures du matin ce n'est pas étonnant si durant cette période nous nous réveillons car cela correspond à notre réveil biologique. Mais le soir, il faut que cette hormone soit à la baisse. Si les niveaux demeurent trop élevés, il sera très difficile de s'endormir.

Un des meilleurs moyens pour faire baisser le niveau de cortisol plasmatique le soir est d'éviter toute activité stressante et éviter d'absorber des

médicaments à base de corticostéroïdes ou glucocorticoides.
Le cortisol plasmatique a les mêmes effets que les glucocorticoides de synthèse (appelés communément « cortisone ») il a une action anti-inflammatoire, antiallergique, immunosuppresseur ou diminuant les réactions immunitaires. Le cortisol agit sur le métabolisme des glucides, des protéines, de l'eau, il retient l'eau dans les cellules et donc sur les minéraux tout ce processus de libération du cortisol plasmatique le matin se met en action afin de nourrir les cellules de notre cerveau même en absence de nourriture , ce serait donc une protection naturel de nos fonctions cérébrales, ce qui n'est pas étonnant que ces réactions métaboliques entrainent très souvent une sensation de faim en ce début de matinée où la concentration du cortisol plasmatique est à son maximum.

La **DHEA** (déhydroépiandrostérone) qui est une hormone stéroidienne est également sécrétée par les glandes surrénales, elle joue également un rôle sur la qualité du sommeil puisqu'elle contrôle le taux de cortisol et règule la production des hormones androgènes et des œstrogènes (hormones sexuelles qui diminuent également à la ménopause et l'andropause). La production de DHEA diminue avec l'âge ce qui n'est pas étonnant que le sommeil diminue en qualité lorsque nous vieillissons.

D'autres hormones comme l'**œstrogène** et la **progestérone seraient impliquées dans le sommeil,** dont la baisse à la ménopause provoque très souvent des insomnies chez tant de femmes.

La sérotonine, ce neuromédiateur appelé aussi « hormone du bonheur » est impliquée dans la régulation du rythme circadien puisqu'elle intervient dans la sécrétion de la mélatonine elle joue également un rôle sur le stress, les compulsions alimentaires , la dépression, la migraine, sur les troubles de l'humeur...

La sérotonine est synthétisé dans les plaquettes sanguines dans le système nerveux central et surtout à 80% par les cellules de la muqueuse gastro-intestinale ce qui confirme une fois de plus l'importance de la flore intestinale. <u>Elle est dérivé d'un acide aminé appelé le tryptophane</u> qui est présent dans notre alimentation : le mais, la pomme de terre, la noix de cajou le soja, les amandes , les graines de courge, la viande , le poisson , les œufs.

D'autres phénomènes liés au cerveau entre en jeu dans le sommeil, parmi eux l'existence d'un système de **neurones histaminergiques** dans l'hypothalamus qui interviendraient sur l'éveil et à contrario sur le sommeil ce qui explique que des médicaments anti-antihistamines, utilisées contre les allergies, provoquent des somnolences.

Les stades III et IV du sommeil commandent **la sécrétion d'hormones de croissance.** Ce qui explique l'importance du sommeil chez l'enfant, on dit aussi que le phénomène de mémorisation se construit pendant le sommeil , des retards de croissance ont été constatés chez des enfants dont le sommeil était perturbé par le milieu dans lequel ils vivent (bruits, promiscuité) alors que ces enfants reprendront leur croissance lorsqu'ils peuvent dormir convenablement ans un environnement calme et équilibré.

<u>Le manque de sommeil</u> va déclencher des troubles pendant la journée : une baisse de la vigilance, une baisse de la concentration, une diminution de la capacité de réflexion, des troubles de la mémoire, un ralentissement des réflexes, une fatigue musculaire , des fluctuations de l'humeur, de l'agressivité, parfois même une difficulté à se situer dans le temps ou dans l'espace. Tous ces troubles peuvent provoquer des accidents dans la vie

courante et professionnelle.

Le sommeil est vital pour notre santé mental et physique et nous devons tout mettre en œuvre pour l'améliorer.

Il ne faut pas céder à la tentation des médicaments chimiques : les hypnotiques et les somnifères qui provoquent un sommeil artificiel et non contrôlé par l'organisme. Ils perturbent notre physiologie en provoquant des accoutumances de sorte que l'organisme n'est plus capable de synthétiser les hormones du sommeil. Le corps devient dépendant et le sommeil ne se déclenche plus sans l'apport de ces substances chimiques.

Il existe une durée d'utilisation pour les hypnotiques, somnifères et benzodiazépines faute de quoi les personnes devront suivre un sevrage qui s'avère difficile psychologiquement et physiquement pour désintoxiquer l'organisme.

ETRE A L'ECOUTE DE SON CORPS :

Afin de préparer au mieux son sommeil, il est bon de se relaxer le soir par un bain tiède, une musique relaxante ou de la lecture apaisante et dès les premiers signes de paupières lourdes allez vous coucher, même si vous estimez qu'il est tôt, le lendemain vous serez en forme pour commencer une nouvelle journée.

Les sécrétions d'enzymes digestives sont diminuées le soir notamment la sécrétion de la pepsine alors afin d'éviter une mauvaise digestion et une augmentation de la température corporelle, (qui doit être diminuée pour favoriser l'endormissement) il est préférable d'adopter une alimentation compatible.

Pour favoriser un sommeil réparateur :

Le repas du soir devra être pris entre 18h30 et 19h30, il sera composé d'aliments riches en amidons, de salade verte, de légumes et d'un yaourt, riche en ferments lactiques.

Après votre journée de travail il est important de relâcher la pression de la journée en pratiquant la respiration abdominale et la relaxation (voir chapitre sur les Techniques de relaxation) , évitez le sport et l'activité physique le soir qui maintiennent en éveil.

Si vous avez des troubles du sommeil et quelques soient les raisons vous pouvez éviter la prise d'anxiolytiques (diminuant l'anxiété) et d'hypnotiques (favorisant le sommeil) vous avez la possibilité d'avoir recours à la phytothérapie.

En effet la Nature met à notre disposition un large choix de plantes efficaces pour améliorer et retrouver un sommeil réparateur , le choix d'une plante sera à déterminer suivant vos troubles qu'ils soient liés à l'endormissement, aux réveils nocturnes ou aux réveils du petit matin. Vous devrez en identifier les raisons car certains troubles du sommeil peuvent être liés à une maladie organique ou fonctionnelle.

Les médicaments psychotropes (anxiolytique et hypnotiques) sont des substances agissant sur le système nerveux central, ils sont trop largement utilisés dans les pays industrialisés, ces médicaments devraient suivre les recommandations médicales qui consistent à ne pas dépasser une certaine durée de traitement, rappelons qu'ils induisent des effets secondaires et de l'accoutumance.

<u>l existe plusieurs types de plantes pour améliorer la qualité du sommeil :</u>

- des plantes aux propriétés sédatives qui vont favoriser l'endormissement,

- des plantes aux propriétés anxiolytiques qui vont diminuer l'anxiété et le stress ,
- des plantes associant propriétés sédatives et anxiolytiques.

La Nature recèle de plantes pour favoriser votre sommeil, vous avez le libre choix à opter pour la phytothérapie afin d'éviter les effets secondaires et l'accoutumance des médicaments chimiques tout en préservant votre capital vital.

LE SOLEIL ET LE SOMMEIL :

Le soleil est l'allié de notre sommeil , il exerce une action directe sur l'organisme en favorisant la sécrétion hormonale, notamment la synthèse. de la vitamine D son rôle est bien connu dans la fixation du calcium (indispensable tout au long de la vie)

La vitamine D est une vitamine liposoluble (soluble dans un corps gras) elle est synthétisée dans l'organisme à partir du cholestérol sous l'action des ultraviolets B. La vitamine D interviendrait aussi dans la dépression, les maladies inflammatoires et les maladies auto-immunes.
Au printemps et en été le foie va stocker cette vitamine D pour nos besoins

physiologique d'automne et d'hiver mais il est bon de profiter également du soleil toute l'année , par des promenades ou des activités au grand air afin de maintenir notre taux de vitamine D dans le sang.

Dans notre civilisation nous travaillons dans des endroits clos , nous nous déplaçons dans des véhicules ou des transports en communs où les rayons du soleil ne passent pas, contrairement à nos ancêtres qui travaillaient à l'extérieur dans les champs à des travaux agricoles et qui se déplaçaient à pied, vélo ou dans des voitures tractées par des chevaux.

Le soleil génère notre lumière et notre chaleur, sources de toutes formes de vie sur terre. Il dynamise la peau, l'aide à se protéger des agressions microbiennes , régule également la pression artérielle et la température du corps en le réchauffant, il assainit également notre linge et l'air de notre habitation.

Le soleil rythme notre cycle circadien et rythme les saisons (moins de soleil en hiver) il intervient indirectement dans la qualité de notre sommeil.
Lorsque l' on en use sagement c'est à dire s' exposer avant midi et en fin d'après midi et en se protégeant la peau des mauvais rayons , le soleil a beaucoup de vertus comme la synthèse de la vitamine D et agit favorablement sur certaines pathologies cutanées (psoriasis, ezcéma...)

Mais les rayons ultraviolets ou U.V peuvent être nocifs si nous en abusons.

Les U.V se catégorisent en 3 types : les UVA, UVB et UVC.

Les UVC sont les plus nocifs et devraient être filtrés par la couche d'ozone et ne pas atteindre la peau mais la pollution atmosphérique diminue la couche d'ozone et les UVC peuvent passer.

Les U.V.A pénètrent dans les couches profondes de la peau et si vous exposez trop longtemps sans protection ils peuvent provoquer des coups de soleil et favoriser le vieillissement de la peau en détruisant les fibres de collagène.

Les U.V.B ont un pouvoir bronzant, ils ne pénètrent pas au delà des couches superficielles de la peau, ils favorisent l'apparition de la mélanine qui pigmente la peau et favorisent la fabrication de la vitamine D.

Les rayonnements du soleil peuvent être nocifs si l'on s'expose trop longtemps et provoquer des brûlures cutanées ou détruire la rétine des yeux si l'on venait à fixer le soleil sans lunettes solaires. Derrière les vitres des voitures les ultra-violets passent également protégez vos yeux avec des lunettes filtrantes lorsque vous conduisez.

Le soleil n'est pas l'ami de certains médicaments chimiques : antibiotiques, antidépresseurs chimiques, anti-hypertenseurs... pouvant provoquer des effets secondaires après une exposition solaire.

Profitez des bienfaits des rayons du soleil pour améliorer votre sommeil et votre santé.

En effet la lumière du jour, sans infrarouge et sans ultraviolets, (portez des lunettes de soleil) va stimuler les cellules ganglionnaires de la rétine pour arrêter la formation de la mélatonine le jour. L'horloge biologique sera ainsi reprogrammée et la fabrication de la mélatonine augmentera au coucher du soleil et vous retrouverez un sommeil réparateur.

La lumière du jour active la sécrétion de la sérotonine en stimulant les régions à la base du cerveau par l'intermédiaire de la rétine, cette production de sérotonine va nous procurer du bien être et un équilibre psychologique c'est la raison pour laquelle on pratique la luminothérapie pour retrouver le sommeil et diminuer la dépression et la dépression saisonnière.

Si vous n'abusez pas du soleil , une exposition ou une balade de 10 minutes à 15 minutes par jour jour suffisent pour exercer un impact psychologique important, il vous aidera à retrouver un bien-être et indirectement un bon sommeil , il suscitera la joie en vous alors que la grisaille et le confinement favorisent les états mélancoliques .

Pour avoir un bon SOMMEIL profitez des bienfaits du SOLEIL.

CHAPITRE IX :

QUELQUES TECHNIQUES DE RELAXATION

Dans notre société où la performance physique et intellectuelle est toujours de rigueur nous sommes souvent fatigués et victimes inconscientes de différentes pressions nuisant à notre santé physique et mentale. Le corps exulte ces tensions en somatisant ce qui déclenche des troubles physiques voir même des pathologies dues au stress quotidien et répété.

Pour éviter que n'apparaissent des troubles psychiques et/ou physiques , nous devons avoir des moments où nous pouvons nous ressourcer, nous délivrer des tensions nerveuses, faire le vide dans nos esprits ainsi reprendre de l'énergie mental pour retrouver toutes nos capacités physiques et intellectuelles.

Plusieurs techniques de relaxation s'offrent à vous, vous choisirez celle qui vous convient le mieux et qui sera en adéquation avec votre ressenti.

La sophrologie : surgit de l'hypnose

Selon l'étymologie : du Grec « sos » : harmonie ;   « phren » :esprit, conscience et « logos » : étude , science La sophrologie est donc l'étude et la science de l'harmonie et de la conscience.

La sophrologie est née en Espagne et fondée par le Professeur Alfonso CAYCEDO psychiatre colombien, en 1958 alors qu'il pratique l'hypnose il découvre et créer la sophrologie et organise en 1970 un congrès international

à Barcelone, réunissant des membres 42 pays (dont la Chine, le Tibet, l'Inde...) rapprochant les pratiques de relaxation orientales et occidentales.
La sophrologie étant née de l'hypnose elle modifie les fonctions du cerveau par la parole et la suggestion.

Pour A. CAYCEDO, son fondateur, la sophrologie est une science qui étudie la conscience, ses modifications et les moyens physiques, chimiques ou psychologiques pouvant la modifier. La sophrologie peut avoir un but thérapeutiques, prophylactique ou un art de vivre et de bien être.

LA TECHNIQUE : consiste à favoriser un niveau de conscience, appelé conscience sophronique qui se situe entre la veille et le sommeil appelé niveau sophroliminal. Elle est basée sur la prise de conscience et le ressenti de son schéma corporel.
La technique d'entrainement tend à renforcer nos propres éléments positifs, à activer notre personnalité et à nous détourner de sentiments négatifs tels que la peur, l'angoisse, la colère ...afin de stimuler les sensations de bien être et les sentiments positifs.

La perception de bien être se développe grâce à notre capacité d'attention, dirigée par la parole. La suggestion peut être située dans le temps (un événement agréable), dans un endroit apaisant et idéal ou sur des perceptions intérieurs de sensation de bien être et/ou sur le ressenti d'un organe et sur la prise de conscience de son corps dans sa fonctionnalité et sa globalité.
La pratique régulière de la sophrologie amène à la libération des émotions, à diminuer ses craintes, à se sentir léger, à augmenter ses facultés de concentration et intégrer son schéma corporel.
Il existe plusieurs méthodes sophroniques, statiques ou dynamiques (faisant

intervenir certains mouvements corporels) elles sont toutes relaxantes, la méthode sera adapter selon la personne et l'indication recherchée (méthode sophronique chez l'enfant, chez le sportif ou encore méthode en gynécologie-obstétricale, dans certains troubles respiratoires...)

La sophrologie stimulerait la créativité et l'intuition, dans le milieu sportif elle diminue le trac, l'hésitation, l'angoisse de la pression du public et de la compétition , ainsi la sophrologie va favoriser la combativité, la confiance en soi et développer l'énergie physique et psychique nécessaire à la pratique d'un sport de haut niveau.

Pour les sportifs il ne faut jamais pratiquer des méthodes sophroniques statiques immédiatement avant l'effort car la baisse de tonus musculaire avant une épreuve sportive peut nuire pour l'action intense demandée.

Les méthodes statiques seront pratiqués en dehors des compétitions et pour la récupération après l'effort par contre la relaxation dynamique sera pratiquée avant la compétition.

Exemple d'exercice sophronique pour préparer aux épreuves sportives et augmenter votre énergie selon Raymond ABREZOL (créateur de la sophro-pédagogie sportive) :

« Debout les jambes légèrement écartées et parallèles , vous êtes bien, vous fermez les yeux, relaxez-vous, prenez conscience de votre posture,
vous vous situez entre le ciel et la terre. Videz vos poumons en expirant complètement, puis inspirez lentement en remplissant d'air votre ventre puis en remplissant votre poitrine et enfin toute votre cage thoracique et retenez votre souffle ... vous vous sentez à ce moment précis comme un ballon ... et

tout en gardant l'air dans vos poumons, secouez énergiquement vos épaules, vos bras restants souples et ballants puis levez les et abaissez les rapidement jusqu'à ce que vous ne puissiez plus retenir votre souffle alors expirez fortement et uniquement par le nez.. Répéter cet exercice 3 fois.

Puis pensez à l'énergie qui est en vous et qui vous servira à obtenir la performance lors de votre prochaine compétition ou tout autre activité que vous désirez réussir ;
 Enfin lorsque vous êtes détendu et calme , ouvrez les yeux »

La sophrologie est aussi un art de vivre basée sur l'optimisme , l'écoute envers autrui et l'harmonisation de la personne humaine.

La respiration contrôlée :

La respiration est la base de la vie, elle doit être maitrisée pour toute technique de relaxation, l'oxygène que nous inspirons nourrit nos cellules et nous rejetons le gaz carbonique contenu dans le sang issu de nos déchets cellulaires.

La respiration contrôlée est volontaire et permet de fortifier la sangle abdominale tout en se relaxant. La visualisation mentale du passage de l'air à l'intérieur du corps permet la concentration. Imaginez le massage doux qu'exerce l'air au niveau de vos organes.

« Allongez vous confortablement sur un tapis de mousse, placez des coussins sous votre nuque et sous vos genoux, respirez doucement par le nez en soulevant le ventre, sans marquez de temps d'arrêt continuez en inspirant doucement par le nez en soulevant la région moyenne de la poitrine sans rentrer le ventre, continuez à inspirer pour faire passer l'air au sommet des poumons pour gonfler la poitrine et en rentrant le ventre ; enfin expirez doucement par le nez en contractant en premier les muscles du ventre, faisant remonter le diaphragme, puis expirez encore en resserrant les clavicules. »

La méditation pleine conscience :

La méditation nous vient des pays d'orient où elle est pratiquée depuis des millénaires ; elle ne doit pas être apparentée à aucune pratique religieuse.
C'est tout simplement une méthode basée sur la respiration et la conscience de ce que nous sommes et de ce que nous vivons.

Assis en tailleur ou confortablement sur une chaise nous fermons les yeux et laissons aller notre conscience dans le présent en nous concentrant seulement sur notre respiration et en prenant conscience de notre corps et laissons aller nos pensées.

La cohérence cardiaque :

Elle est basée sur la respiration : assis confortablement vous inspirez par le nez sur 5 secondes en gonflant l'abdomen puis vous expirez par la bouche sur 5 secondes en vidant l'abdomen.
Répétez cet exercice pendant 2 à 3 minutes le matin et le soir.

La respiration abdominale :
Que vous soyez sur votre lieu de travail ou bien dans une situation de stress ou de panique : embouteillage, magasin, ascenseur …
PRENEZ LE TEMPS DE RESPIRER . Laissez aller votre respiration en

commençant par inspirer profondément en remplissant vos poumons et votre cage thoracique puis en vidant complètement vos poumons et descendez vos épaules. Puis vous inspirez doucement par le nez en remplissant vos poumons et votre ventre et vous expirez par la bouche en chassant l'air de votre ventre et de vos poumons.

Faites cet exercice plusieurs fois dans la journée ou dès que le besoin s'en fait sentir.

LA REFLEXOLOGIE PLANTAIRE :

Appelée aussi réflexothérapie ou podo-réflexothérapie , est l'étude et la pratique de massage spécifique de certaines zones des pieds et plus précisément de la plante des pieds correspondants à d'autres zones du corps.

La réflexologie plantaire est basée sur les réflexes : nous avons de nombreuses terminaisons nerveuses dans les pieds qui correspondent à des points réflexes agissant par l'intermédiaire de courants énergétiques verticales placés tout le long du corps dans lesquelles ils atteignent les organes ayant la même latéralité du corps , les points du pied gauche agissent sur le côté gauche du corps et vice versa.

Le corps comprenant 10 courants énergétiques : 5 courants du côté droit et 5 courants du côté gauche du corps longeant le corps des pieds à la tête. En libérant ces courants énergétiques on libère ainsi les organes que l'on va cibler.

Chaque zone de la plante des pieds correspondant à un organe.

La technique consiste à masser les points réflexes pour rétablir une bonne circulation sanguine, on peut ressentir des points douloureux et en même temps des points sensibles sur la région du corps concernée.

Le massage par pression ou par vibrations sur l'endroit réflexe s'effectue à l'aide du bout du doigt du pouce. Il y a plusieurs techniques:

- par ponçage du point réflexe : avec le pouce on masse par petits mouvements circulaires tout en exerçant une pression douce,

- par pression du point réflexe : le pouce étant perpendiculaire à la zone du pied il exerce une pression ,

- par vibrations su le point réflexe : le pouce va exercer une pression tout en faisant vibrer le doigt.

Effectuez un léger massage-effleurage des pieds et des jambes avant de masser les zones réflexes des pieds à main nue ou avec des huiles essentielles relaxantes . Repérez les points douloureux et les noter , massez les en derniers. Il est bon de commencer à masser les points des grandes fonctions d'élimination et de circulation (points : intestins, vessie puis reins puis cœur...) Enfin effectuez un effleurage .

Ce massage va ainsi dissoudre les déchets et les dépôts formant des cristaux (d'acide lactique) qui bloquent les énergies.

La réflexologie plantaire permet d'évacuer les déchets de cristaux par une élimination urinaire et favorise ainsi la diurèse. Elle peut être également conseillé pour parfaire une cure de détoxication.

La réflexologie plantaire libère les énergies à travers le corps.
Vous obtiendrez une détente et une relaxation du corps et de l'esprit.

**<u>Vous pourrez identifier les zones réflexes correspondants aux organes sur le croquis page suivante.</u>

*A noter qu'il existe <u>certaines contre-indications</u> à la pratique de la réflexologie plantaire :

- les phlébites récentes,

- les pieds malades, brûlées ou fracturés,

- les femmes enceintes

- ne pas pratiquer pendant la digestion.

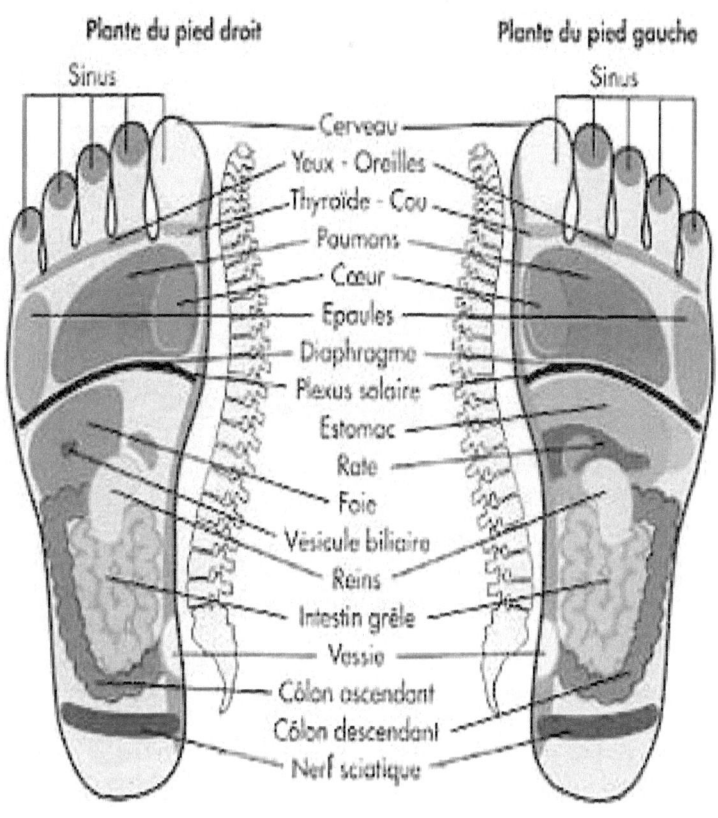

D'autres techniques de relaxation alliant les mouvements du corps et la sagesse de l'esprit comme :

- le yoga,

- le Tai-chi-chuan,

- le Ci-Gong...

A l'origine ces techniques sont des arts martiaux mais leurs bienfaits sur la santé du corps et de l'esprit en font des moments de bien être et de relaxation.

Toutes ces techniques ont des points communs :

- la maitrise de la respiration

- la maitrise des émotions,

- la prise de conscience des éléments de la nature qui nous entourent.

Elle s'accomplissent par des mouvements corporels en harmonie avec les éléments de la nature : le soleil, l'eau, le vent, les animaux.

CHAPITRE X :

QUELQUES REMEDES NATUROPATHIQUES :

Pour vos petits maux quotidiens voici quelques remèdes naturels qui vont éviteront de perdre de votre capacité vitale, ainsi vous apporterez à votre corps des thérapeutiques naturelles dénuées de toute toxicité et de tout effet secondaire.

<u>Voici quelques conseils :</u>

- **Rhume , coup de froid, grippe :** Reine des Près en infusion ou en gélule (3 par jour selon le dosage) + Vitamine C Acérola + 2 gouttes d'huile essentielle de citron jaune 2 fois par jour dans un yaourt ou dans 1 c à café de miel pendant 5 jours

  + Mélanger 6 gouttes d'huile végétale avec 2 gouttes d'huile essentielle de ravintsara + 2 gouttes d'huile essentielle de niaouli + 2 gouttes d'huile essentielle d'eucalyptus radiata à appliquer sur le thorax 4 fois par jour pendant 3 jours .

  Boire tout au long de la journée de l'eau ou des infusions d'Hysope, de Marrube blanc, Thym, Cannelle, Anis Vert.
  Alimentation : potage , légumes, fruits + complément de probiotiques

- **Inflammation de la gorge, pharyngite : (due à un virus) :** en infusion de thym et d'eucalyptus feuilles et boire 3 tasses par jour

Mélanger 1 goutte d'huile essentielle d'origan compact + 1 goutte d'huile essentielle de tea-tree +1 goutte d'huile essentielle de menthe poivrée dans 1 cuillère à café de miel 3 fois par jour .

Alimentation : yaourt avec du miel , compote de fruits, potage, eau citronnée.

- **Gastro-entérite :** saccharomyces boullardi ou probiotiques (mélange de bifidobacterium breve + bifidobactérium longum + lactobacillus acidophillus + lactobacillus rhamnosus + prébiotiques)

    + mélanger 2 gouttes d'huile essentielle de citron jaune dans un yaourt 3 fois par jour pendant 3 jours au moment des repas

    Pour absorber les toxines : charbon végétal (issu de noix de coco) à prendre un quart d'heure avant les repas et en dehors de toute prise médicamenteuse pour ne pas retarder ou annuler les effets des médicaments.

    Alimentation : pas de produits laitiers excepté les yaourts fermentés, Consommez des potages avec du tapioca , des bananes , des compotes de pommes.

- **Crampe d'estomac, spasmes intestinaux** : en infusion ou en gélule Mélisse + Aubépine si constipation ajouter des graines de lin + probiotiques en dehors des repas + lithothamnium (algue marine diminuant l'acidité gastrique) .

Vous pouvez également prendre une demi cuillère à café d'argile blanche dans un verre d'eau une demi-heure avant les repas en dehors de toute prise médicamenteuse , l'argile tapissant la muqueuse gastrique et intestinale cela retarderait l'absorption des thérapeutiques.

Alimentation : éviter le lactose et le gluten , consommez des légumes verts, de la salade verte, du riz , du quinoa , des pommes de terre , du millet, des boissons aux extraits végétaux, des bananes, des compotes de pommes. Évitez les crudités comme les carottes râpées et la pomme crue. Boire souvent de l'eau ou des infusions de matricaire et de mélisse

- **Douleurs articulaires, rhumatisme, tendinite :** Reine des Prés matin et midi et Cassis feuilles + Prèle en infusion ou en gélule matin, midi et soir. Pratiquez des massages sur l'articulation douloureuse en mélangeant 3 gouttes d'huile végétale avec 3 gouttes d'huile essentielle de Gaulthérie couchée.

Alimentation : éviter le lactose et le gluten, consommer des amandes et tous ses dérivés , des boissons végétales complétées en lithothamnium (algue marine riche en calcium marin)

- **Herpès, zona :** mélanger 2 gouttes d'huile essentielle de citron jaune dans un yaourt 2 fois par jour pendant 5 jours
Appliquer localement (6 fois par jour pendant 2 jours) le mélange :
 6 gouttes d'huile végétale + 1 goutte de niaouli + 1 goutte d'huile essentielle de lavande aspic + 1 goutte d'huile essentielle de ravintsara + 1 goutte de citronnelle de Madagascar .
Alimentation : fruits et légumes riche en vitamines C et E

- **Troubles du sommeil, anxiété et déprime :**

    Difficultés d'endormissement : Escholtzia + Ballote

    Insomnie avec réveils nocturnes : Aubépine + Valériane

    Insomnie du début de la nuit : Aubépine + Escholtzia

    Insomnie due à l'anxiété : Aubépine + Passiflore

    Alimentation : consommer des légumes et des féculents le soir + 1 yaourt

    Dans tous les cas , le matin et le soir appliquez sur votre plexus solaire ou sur l'intérieur des poignets (zone très vascularisée) le mélange suivant :
    - 3 gouttes d'huile essentielle d'Ylang-Ylang mélangées à 3 gouttes d'huile végétale (huile de noisette ou huile de sésame)

    Dispersez 2 gouttes d'huile essentielle de lavande fine sur votre oreiller au moment du coucher

Les troubles du sommeil, l'anxiété ou la déprime sont bien souvent le reflet d'un manque de tryptophane qui est un acide aminé précurseur de la sérotonine (hormone du bien être), le tryptophane est présent dans notre alimentation notamment le maïs, les pommes de terre, le soja, les œufs et la viande.

On trouve également du tryptophane ou du 5-hydroxy-tryptophane (5HTP) acide aminé naturel dans une plante : le Griffonia Simplicifolia dont l'efficacité est reconnue dans la dépression et les troubles du sommeil.

Vous trouverez de nombreux remèdes à vos maux quotidien et vos pathologies virales ou chroniques parmi la phytothérapie, l'aromathérapie, la nutrithérapie et l'alimentation compatible.

CONCLUSION :

La Vie hygièniste

La Santé est fragile, afin de la préserver et de maintenir notre capital vital, la Nature mais à notre disposition tout ce dont nous avons besoin.

Vivre au 21ème siècle signifie vivre parmi l'industrialisation, la surconsommation d'aliments, de médicaments, de matériels divers et variés dont il faut se poser la question sur leur utilité et sur leur bien fondé.

Nos aïeux vivaient avec la Nature et la respectait, chacun cultivait ses fruits et légumes pour sa propre consommation, nos grands-parents et nos arrières grands parents avaient tous un poulailler, un potager et des arbres fruitiers. Les engrais chimiques et les pesticides n'existaient pas ils utilisaient tout simplement des moyens naturels pour venir à bout des insectes ou des maladies des plantes.
Aujourd'hui nous n'avons plus le temps ni la possibilité de cultiver nos légumes et nos fruits, ni même de posséder un poulailler. Beaucoup de personnes vivent en appartement et même si nous vivons en maison individuelle, les habitudes de vie ont bien changées et le temps nous manque pour jardiner.

Aussi les relations entre les hommes ont bien changés , actuellement c'est plutôt le chacun pour soi, la performance professionnelle, il faut « réussir dans la vie » mais réussir quoi ?

Les familles sont « éclatées » par les obligations professionnelles et on va parcourir le monde pour exercer sa profession. Les personnes se trouvent souvent isolées et les relations humaines sont parfois inexistantes ou elles se réduisent au « bonjour » bonsoir » , les gens ne communiquent plus, ne partagent plus. Le terme « copain » c'est à dire : partager son pain n'a plus aucun sens à notre époque d'individualisation et de performance.

Les maladies de civilisation ne font qu'augmenter (les maladies cardio-vasculaires, le diabète, les maladies auto-immunes, la dépression, les maladies cancéreuses...), les causes sont multiples mais l'alimentation et l'hygiène de vie sont certainement les plus importantes. Adopter les techniques naturopathiques et hygiénistes serait sans doute une solution pour voir diminuer toutes ces pathologies cardio-vasculaires, diabète de type 2, dépression...

Nous sommes pris dans un engrenage qu'il serait bon d'arrêter, seul une prise de conscience de chacun d'entre nous peut sauver l'Homme et la Nature.
Revenir à des valeurs simples et essentielles pour notre survie et notre bien-être en adoptant une vie hygiéniste afin d'améliorer notre qualité de vie physique et psychologique .

Nous devrions réfléchir sur le bien fondé de cette industrialisation à outrance et revenir à une alimentation adaptée, saine et évidente en mangeant des produits simples et non raffinés.

Essayons dans la mesure du possible, de cultiver nos fruits et légumes, d'élever nos poules en pleine air avec les épluchures de nos salades pour consommer des œufs et des viandes dénués d'antibiotiques ou de substances chimiques de toutes sortes. De prendre le temps d'aller pêcher, de cueillir les fruits, de ramasser les légumes...
Ou bien acheter et consommer des produits issus de l'agriculture biologique.

L'alimentation a évolué par l'ouverture au monde et à divers aliments venant de pays lointains que nos ancêtres ne consommaient pas. Ces nouvelles denrées peuvent nous apporter un supplément nutritionnel dans notre alimentation.
L' Homme a toujours voyagé et ramené avec lui des aliments nouveaux et inconnus pour son plaisir ou sa survie.

Sans pour cela faire un retour vers le passé, profitons du bien fondé de certaines nouvelles technologies : médicales, pharmaceutiques, matérielles ou industrielles, mais sans en abuser, les utiliser quand cela est nécessaire . Ne pas oublier d'où l'on vient (l'homme descendrait du singe !) et surtout ce dont on a besoin, faire le tri du superflu et revenons à nos priorités .

Vivre le plus possible avec la Nature, se soigner lorsque cela est possible avec des plantes, adopter un rythme de vie en fonction des saisons , vivre avec le Soleil, sa lumière et sa chaleur respecter notre horloge biologique.
Avoir un comportement psychologique positif et développer nos capacités artistiques afin de nous épanouir et de vivre heureux car la joie et la bonne humeur sont aussi les garants d'une bonne santé.

Cela à l'air si simple en théorie et vous allez penser que tout cela est utopique dans le tourbillon de la vie (métro, boulot, dodo !) mais chacun peut apporter une petite pierre à l'édifice pour maintenir l'équilibre et la biodiversité de la Nature ainsi vous préserverez votre Santé :
Avec la Naturopathie et l'Hygiénisme .

Prenez soin de Vous.
Christine Buchwald-Malos

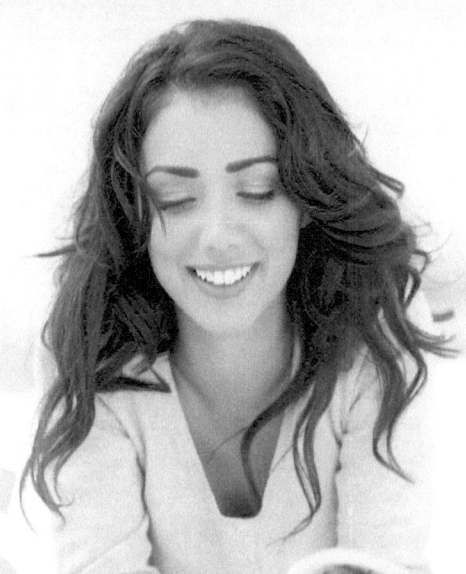

Oui, je veux morebooks!

i want morebooks!

Buy your books fast and straightforward online - at one of world's fastest growing online book stores! Environmentally sound due to Print-on-Demand technologies.

Buy your books online at
www.get-morebooks.com

Achetez vos livres en ligne, vite et bien, sur l'une des librairies en ligne les plus performantes au monde! En protégeant nos ressources et notre environnement grâce à l'impression à la demande.

La librairie en ligne pour acheter plus vite
www.morebooks.fr

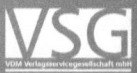

VDM Verlagsservicegesellschaft mbH
Heinrich-Böcking-Str. 6-8   Telefon: +49 681 3720 174   info@vdm-vsg.de
D - 66121 Saarbrücken   Telefax: +49 681 3720 1749   www.vdm-vsg.de

www.ingramcontent.com/pod-product-compliance
Lightning Source LLC
Chambersburg PA
CBHW020652300426
44112CB00007B/345